いのちの器〈新装版〉

医と老いと死をめぐって

日野原重明

PHP文庫

○本表紙図柄＝ロゼッタ・ストーン（大英博物館蔵）
○本表紙デザイン＋紋章＝上田晃郷

プロローグ ——まえがきにかえて——

私は、京都大学医学部を出て医師になってから五十七年目になる。

プロテスタントの牧師であった父日野原善輔の次男として、私が山口市に生まれたのは、明治四十四年（一九一一）のことである。

明治の時代に生まれたことは、私の名前の重明《しげあき》という字が示している。ついでだが、重《しげ》というのは、父が明治四十四年に二度目のアメリカ留学をしたが、その二度目を重ねたとして、私の名前につけた。

父が三十四歳の時にアメリカを再び訪れた足跡が、私の名に印されているのである。

父は明治三十三年、十九世紀の最後の年に第一回のアメリカ留学をした。

独身のまま四年間のアメリカ留学生活を精いっぱいに楽しんだが、いつも前向きに、新しいものを求めていきいきと生き続けた父であった。アメリカの最もよき時代に、この国で父が四年間の青春時代を過ごしたことで、父の人生の生き方の原型が作られたように思う。

父は、生前「骨になるまで伝道し続けたい」と口ぐせのように言っていたが、その言葉通りに、八十一年の生涯を最後までキリスト教の伝道に捧げ、神から与えられたいのちを燃焼し尽くした。

父は文字通り、信仰の人、努力の人、実践の人であった。そして、その父にも劣らぬ強い信仰心をもち続けた母によって、私は自分の「小さないのちを生かす」道を示され、今日までの医師としての歩みを続けてきたのである。

私は、神戸の海と山とに近い美しい環境の中で、良い友人に恵まれて育った。

父が神戸での牧師を辞して、ミッション・スクールの広島女学院の院長として赴任した頃、私は、京都の第三高等学校に入学したので、初めて家を離れて下宿し、アルバイトをしながら勉強した。

三高では、良き師に恵まれた。理科に在籍しながら、後に日本の文学、哲学、宗教界の第一人者となった先生方にじかに触れる機会を与えられた。

語学の授業は、語学というよりは、文学や教養の時間であった。

京都大学独文科を出たばかりの大山定一講師は、アンデルセンの『絵のない絵本』やリルケの詩を訳し、「ローレライ」の歌やシューベルトの「野ばら」などの曲を歌ってくれたりもした。

また、エルダー先生という、典型的な英国紳士の講師には、授業冒頭から、英国民謡を歌ってほしいとみなでせがんだりしたことを思い出す。

演劇評論家としても活躍されていた深瀬寛一教授は、難しい英国の演劇に関するエッセンスを講義してくださった。

栗原基教授は、カーライルの『衣裳哲学』を講読し、私が後年カーライルの実践哲学に興味を感じる素地を作ってくださった。

西谷啓治講師は、いつも着物姿で、書生風にふところにテキストを差し込んで教室に入ってこられた。ドイツ語でノバーリスの『青い花』などを、ゆっくりかみしめるように講じられた。ドイツ語の先生にしてはあまり訳にとらわれず、文脈の背景の思想を語る先生だなあと思っていたが、京都大学文学部の歴代の哲学の教授、西田幾多郎、田辺元、波多野精一教授などの後を継ぎ、宗教学の第一人者となられた先生である。

阪倉篤太郎先生は『徒然草』などを講じてくださった。

三高を出てから五十数年も経った昨今、何とはなく古文を読み返す心境となったが、吉田兼好の作品の中に、老いて初めて分かる老人の人生哲学が語られていて、それがしみじみと私の肌に感じられ、阪倉先生の講義の声が今も耳元に響いてくるようである。

三高に入学した時に、年上の松村克己氏がキリスト教に関心のある同志を集めて、山谷省吾先生を中心に輪読会を催した。そこではヒルティやハルナックの人生論や宗教哲学の輪読をしたりしたが、当時の同志たちのことを思い出す。

教室では山谷講師からは、ドイツ語や憲法を学んだ。

三高の理科甲類に在籍していた私は、弁論部や文芸部にも入会したので、理科に所属しながら、数多くの文科の友人をも得ることができた。

三高在学中は先輩に勧められ、京大での講義にも出席した。法経の大講堂で和服姿で講義されていた河上肇教授の講義を思い出すが、教授の『貧乏物語』を読んだ時の気持ちの高揚は今もなお生々しい。

三高から京都大学医学部に入学してからは、週日の午後は解剖やその他の実習で、たっぷり勉強させられた。

それでも土曜日の午後などは、桑原武夫教授のフランス文学の講義を聴講した。

また、週に二〜三回、放課後は九条山の日仏会館に息をはずませて出向き、マルシャン夫人のクラスを受講した。辞書と首っ引きで、アンドレ・ジイドの『女の学校』を読んだ。

ヴェルレーヌやフランシス・ジャムの詩、ジイドの日記、河上徹太郎氏の評論など、その当時読んだ本がまだ私の書庫にある。シュヴァイツアーの『わが生活と思想より』や『水と原生林のはざまで』などは、三高在籍中、私が医学を志願するのに、強い動機づけとなったように思う。

「はじめに終わりのことを考えよ」

これは、レオナルド・ダ・ヴィンチが彼のノートに書いた言葉であるが、私の青春時代に読んだ本、出会った師は、私のその後の人生を生きるうえでのエネルギー源としての油となっている気がする。

音楽はまた、私が若い頃から親しんできたものである。

私が十歳の時、急性腎炎を病んだことがきっかけとなり、医師から運動を止められたが、寂しがる私に母はアメリカ人の宣教師夫人にピアノの手ほどきを受けることをすすめてくれた。その母のおかげで、私は幼い頃からピアノを弾き始めた。

小学校の上級の頃から少年のトリオ合唱を楽しみ、中学生になってからは、男声クワルテットを組んで、夏休みに、瀬戸内海の三、四の都市を訪れ、「音楽と劇の夕べ」と題した、有料の会を教会や公会堂で催したりもした。

劇は、山本有三作の『海彦山彦』で、山彦の私は借りた釣針をなくしたのを隠したのがばれて、兄役の海彦になぐられて泣き、最後に和解するという筋のものであった。大学の一年が終わって、すぐの春休みには、琵琶湖北岸の奥牧野の山にスキーに出かけた。ところが、高熱を出し、やむなくひとりで帰京した。胸水がたまり結核性肋膜炎と診断されて、その後、一年もの休学を余儀なくされた。

私は父の赴任中の広島市で療養していたが、回復期にまたピアノを始めた。医学部在学中に音楽の好きな教会の若者で聖歌隊を組織して、コーラスの指揮をした。当時はフランス音楽にこり、ドビュッシーやフォーレの楽譜をわざわざパリに注文したりもした。ドビュッシーのピアノ曲「ベルガマスク」を一生懸命に練習した。

また、フォーレの「レクイエム」の中の合唱曲の一部を指揮して、みんなと歌った。その中の第四曲「ああ、イエズスよ」の美しいソプラノの歌手は、戦後、五十歳前後で急逝された。

私は第二次大戦中は、応召した海軍で少尉となったものの、学生の時に病んだ胸の傷痕のために召集はなく、東京・築地の聖路加国際病院で昼夜を分かたず忙しく診察に明け暮れしているうちに、やがて終戦を迎えた。

それから、はや半世紀が経過しようとしている。

第二次世界大戦勃発の翌年に、戦時下で燈火管制下の暗い式場で静子と結婚の式を挙げた。戦後に三人の男の子が生まれた。

私は壮年期を、戦前、戦後の激しい時代の中に過ごした。医学の研究と教育と臨床に熱中して働いた私は、自分の壮年期の終わりを意識しないうちに還暦を迎えていた。それから矢のように年月が過ぎた。親しい後輩と教え子の数人に招かれた席が喜寿の祝いとなった。

私は還暦の二年前には、思わぬアクシデントとして「よど号」でのハイジャックに遭遇した。ハイジャックから生還してからは、私は全く刷新された思いで、今日までの生活をフル回転し続けた。

だが、時の過ぎることの速さは、六、七百年も前に書かれた『方丈記』や『徒然草』の言葉と今も同じである。旧約聖書の詩篇の中にも、骨折りと悩みの多い一生も「その過ぎゆくことは速く、われらは飛び去るのです」とある。

八十四歳で死んだ江戸前期の儒者、貝原益軒も、老後の一日は若き時の十日に、一月は一年に値し、老後は「あだに日を暮らすべからず」と言っている。

喜寿を過ぎて今を生きる私の油は、高等学校や大学での良き友、良き師、良き文学や美術、音楽との出会いでとり入れられたことを感謝している。その油をからだ中に燃やし続けながら、最近季節の移り変わりを追って、いくつかの生き方のデザインを紹介する文章を書いた。それが、以下のものである。

土でできたいのちの器のデザインを死ぬ日まで続けたいと思う。

いのちの器〈新装版〉 目次

プロローグ―まえがきにかえて―

いのちの四季

いのちを考えよう　正月はよい習慣を身につける絶好の機会　20
健全な心を宿す　たとえからだは病んでも心こそ朽ちない宝　23
成人病　医学の進歩よりも意識の革命を　26
人生の半ば　最後の審判のための意義ある記録を残す　29
脳死　市民が参加する英国の倫理委員会に学ぶ　32
病者　じっと耐えて雪解けの春を待つ細い竹　35
耐寒と心　春を待つ思いは生きるエネルギー源　39

入試と人間形成　創造力と高い感性は受験では育たない　42
卒業式　山また山の人生への出発点　45
難聴　音の世界から隔離される人間の孤独　48
お墓　家の中にも故人が愛用した品物を　51
季節の言葉　自然への共感性を絆としてきた日本人　54
花冷え　老人のカゼは軽くても早く受診を　57
習慣病　「人は習わし次第」病気予防は各自の責任　60
婦人の健診　奥さんの健康にも愛のこもった配慮を　63
科学技術　最先端の技術よりも「養生」あっての医学　66
人生の第六期　健やかな老後は誕生日の禁煙から　69
急病に備える　かかりつけの主治医を持つことの大切さ　72

母への言葉　成人してからも時には心の会話を　75
老齢者社会と男性　家庭中心の生活が老人の健康を育む　78
先人の医師に学ぶ　医師を正しく選択し心の交わりを持つ　81
病気の一次予防　衣食住の悪習慣を改める生活のデザイン　84
音の公害　駅や空港を騒音のない健やかな環境に　87
いのちと時間　かぎりある未来の「時」をどう刻むか　90
第三の人生　定年十年前から生き方を組み立て直そう　94
ヘレン・ケラーに学ぶ　心やからだに痛みのある人の友となる　97
自助と庇護　病から立ち上がる心を支えるもの　100
エイズ　患者と共存しながら蔓延を防ぐ教育を　103
自殺を避ける術　うつ病の早期治療で悲劇を防ぐ　106

言葉と手紙　手で書かれた「ふみ」の中のさまざまな人生　109
義務教育と生涯学習　何をどう学ぶかこそ、生き方の選択　112
ハートの日　文明国家の病から心臓を守ろう　115
終戦記念日　耐えることを経験しない豊かな時代の不幸　118
北米のホスピス　生涯の終わりに贈る優しく気高い愛　121
気象情報と健康情報　医師の言葉を生活に上手に取り入れる　125
リハビリ会議に思う　「世話される」日は誰にも必ず訪れる　128
文明国の怠慢　聴診器・血圧計もない救急車のお粗末さ　131
ガンは避けられる　生活習慣を改めることで予防できるガン　134
老人国家と病気　北欧で学んだ尿失禁者への温かな配慮　137
糖尿病　「肥ゆる秋」でなく「心高める秋」に　141

老いに再び光を　医学の進歩で取り戻す「心の窓」　144
心身のリハビリ　周囲の接し方でボケは正常に戻る　147
セルフ・チェック　通信サービスの進歩でより正確な健康管理　150
「文化」の本質　からだという朽ちる土の器に健やかな精神　153
中高年のストレス　医師に「自分」を打ち明け、行く道の指針を　156
三歳児　周りの人との距離を直感で判断する子供　159
健やかな人間　自然からの恵みに感謝しよう　162
紅葉に寄せて　自らを自らの色素で染める人生の秋　165
自己投資　いのちのサポートとしての定期健診　168
ノーベル週間　医学研究者に愛の心をどう育てるか　171
人生の冬に　「最期の光」に人は何を求めるか　174
心の中の春　健やかな魂はいつまでも生き続ける　178

医と老いと死をめぐって

病人と医師　もっと心と肌で触れ合う信頼関係を　182
言葉と医療　病は語り合いの中で癒される　186
患者の生き甲斐　病人を孤独にさせてはいけない　190
死を学ぶ　自分のものでない痛みや不安を汲み取る感性　194
病名告知　死んでいった友の遺した言葉の重さ　198
老いる　外の世界とふれあう場を作ってあげよう　202
人間ドック　病気とは発見すべきものでなく予防すべきもの　206
老人の正常値　老人の健康評価にはゲタをはかせて　210

老人医療の行方　患者とコンピューターの間で　214
人生の苦しみ　生・老・病・死を超える出会い　218
人生の悦び　患者の側に立った終末医学の確立を　222
死を看取る　もの言えず死んでいくことの淋しさ　226
いのちのうつろい　生と死の狭間で精一杯生きる　229

エピローグ　―あとがきにかえて―

文庫化にあたって

いのちの四季

いのちを考えよう

正月はよい習慣を身につける絶好の機会

戦前は、数え齢《どし》で年齢を表現したので、元旦に一家そろってお雑煮を食べる時には、だれもがめいめいの加齢を意識した。子供や若いものは、数えの齢だけのおもちに挑戦して、意気盛んなところを示したものである。

私は、子供の時、老いた人々がよく「門松は、冥土《めいど》の旅の一里塚、めでたくもあり、めでたくもなし」（一休）とにぎやかに語っていたことを思い出す。さて、今どきは、おもちはお米屋やデパートでいつでも買えるので、一向に珍しいものではなく、おもちに季節感がなくなっているが、私が子供時代の大正のはじめはもちろん、おもちはもっともお正月に直結しているものだった。

たまたま、今から約一世紀前のころのお正月を調べていたら、明治三十三年（一九〇〇）の漱石の書簡集にぶつかった。その中には次のことが書かれていた。

「当年の正月は相変らず雑煮を食ひ寝てくらし候。寄席へは五、六回参り、かるたは二返とり候」

また一月二日には寺田寅彦へはがきを出し、「君、年始をやめて雑煮を食べにこぬか。なるべく晩食の際が落ち着いてよい」と書いている。

戦前は、あれほど盛んになされたお年賀まわりは、今ではほとんどなくなり、正月は家庭を中心にゆっくりするか、一家でどこかに出かける風習に変わってしまった。もし、戦争がなければ、日本人の風習はこんなには一変しなかったかと思ったりする。

さて、昔はお正月の二日目には、仕事はじめに書きぞめや縫いぞめがなされた。小学生だったころの私は、学期初めには必ず宿題にされた書きぞめをもって学校に行ったことを懐かしく思いだす。

大人は、よく一日の計は朝にあり、一年の計は元旦にあるといって、元旦には一年の計を立てたものである。

人間の生活習慣を改めるには、正月はまさに一番よい機会とされ、多くの人が新年からこうすると、家族や外の友人にも語って、それを実行することが多かった。何かの行動の変容、たとえばたばこをやめよう、日記をつけよう、減食して体重を正常に戻そうとかいったよい習慣への変容を可能にさせるには、お正月は絶好の機会であった。

ところが、今は正月に齢の加算がなくなったことから、習慣変容の機会や動機づけまでもが見失われるように思えるのはとても残念なことだ。

昔は、人間が健やかに、また有意義に生きるには、このお正月の決心が大きな意味をもつものだったが、この行動変容は、人生の設計（デザイン）の成就に大きなかかわりをもつものである。私たちの健康は、からだと心とともにデザインできるものであり、読者の皆さんとともにいのちのデザインをしたいと思う。

健全な心を宿す

たとえからだは病んでも心こそ朽ちない宝

子供のときから、よく聞かされた格言がある。「健全なる精神は健全なる身体に宿る」。小学校の上級か、中学校への入学当初に、黒板によく書かれたこの句は、戦前の学校教育を受けたものの頭には、いつまでも残っている。この言葉が果たして日本の古来のものかどうかは最近まで私には定かではなかった。

これは教養のある人間を形成するのに、修辞学同様に体育を重視したギリシャ思想の産物かとも思ってみたが、実はこれは、曲げられてこう文章化されたことが調べてみてわかった。

もともとこの言葉のルーツは、ローマの詩人ユヴェナリス（西暦五〇ころ—一三〇ころ）の『風刺詩』の第一〇歌にあるが原文の文脈は違う。

「諸君が……神々から何かを求めたいというなら、こう願うがよい。健全な身体に健全な心を宿らせてくれと。死の恐怖にも平然たる剛毅な精神を与えよと。人生の最期を自然の贈物として受け取る心を……進んで択ぶ心を願え」(『世界名詩集大成1』国原吉之助訳、平凡社)

以上の言葉のあとにこの詩人はこうつけ加えている。

「今私が諸君にすすめたものは、諸君が自分で自分に与え得るものなのだ」と。

では、今日私たちはどうすれば健全なからだを獲得できるか。これは一つは近代医学の恩恵を受けてのことである。もう一つは人間各自の生き方、何を食べ、何を避け、どう生きるかの選択行動によってからだの健康をかちとることである。このようにしてかちとった健全なからだに、どうすれば健全な心を宿らせられるかを考えて行動することが大切である。

さらにこの詩人のいうように、人間が人生の最期を自然の贈物として受けとる心を生涯を通して学ぶことができれば、それが人間の幸福ではなかろうか。そしてもし私たちが最期を迎えるまで余分な成人病にならずにすめば最高である。

では、どうすれば成人病が避けられ、老化を押しやることができるか。それは次項で述べよう。

土の器の中身は何か――。人間のからだはしょせん、やがては土に帰る「土の器」である。その土の器に何を入れるか、そのことは生涯を通して問い続けなければならない。その土の器に健全な心を宿すことができれば、その心こそは朽ちない宝となるにちがいない。からだは老化し、最後に病むことがあっても、もし健やかな心をからだに宿らせ続けることができれば、老人は自分の周囲からの庇護《ひご》に感謝し、謙虚に過去の足跡を顧みつつ、今日も生かされたことに対して、感謝の祈りをささげることであろう。

たとえ不幸にして、その生涯の中で長い闘病生活を余儀なくされても、もし病むそのからだに、健やかな心を宿すことができれば、それは朽ちない宝を天につんでいる人となれよう。

さて、新年になって急に養生訓をとり入れても、長く使った土の器はそう簡単には若返りさせることはできない。だが、中に入れる心には新しいデザインの効果が期待されてよいと思う。一日一日を与えられた新たな日々として受け入れ、からだと心の健やかさを願ってデザインをしてみたいと思う。

「新年の白紙綴じたる句帖かな　　正岡子規」

成人病

医学の進歩よりも意識の革命を

一月十五日が「成人の日」として日本の祝日と制定されたのは昭和二十三年である。子供として扱われていた個人が、二十歳となると一人前の社会人として認められる。その儀式を成人式といっているが、最近の成人式では女子の装いはだんだん派手になる一方である。

明治以前の日本では、士族の男子は十五歳をすぎると元服祝い、農民は名替《ながえ》祝いなどと呼んでいた。何をもって一人前とするかは、一定の基準があり、農民の男子は田打ち、田植え、草刈りなど、成人が一日でできる仕事量が村などによって決められ、各人の能力が試されたという。

さて、成人病という言葉の意味は何かを二、三行でわかりよく説明してみなさいと、私はよく成人病講演会に集まった中年以上の聴衆に聞く。答えはさまざまで、中学生が聞いてもよくわからない。成人病を字のごとく解釈すると大人の病気ということにすぎず、これでは病気は具体的に示されていない。

この言葉はもともと厚生省によって昭和三十年に作られたものである。そのころ厚生省は、脳卒中死が結核に代わって日本人の死因の第一位になりだしたので、老人に多いこの病気への対策の委員会が発足し、成人病予防対策協議連絡会と呼ばれた。高血圧の有無を毎年検診したら、無自覚の高血圧患者も早期発見され、早く治療されれば脳卒中にかかって死亡するものが減るだろうと考えられた。

これらの病気は老人に多いので老人病と呼んでもよいが、老人病の検診を受けなさいといっても「まだ老人ではない」と思う人は受診しないと懸念され、いわばもう少し格好のよい「成人病検診」という言葉が使われるようになった。

成人病をわかりやすく定義すると、こうなる。高血圧、心臓病、肝臓病、肺疾患など、成人になったころからのよくない食事のとり方や、その他のたばこやアルコールのとりすぎなどの習慣によって起こる病気のすべて、それらを成人病という。

たとえば、塩のとりすぎで高血圧や脳卒中、砂糖のとりすぎで糖尿病、動物性脂肪のとりすぎで心臓病（心筋梗塞《こうそく》）、たばこのすいすぎで心臓病、肺ガンや慢性気管支炎、アルコールのとりすぎでアルコール性肝炎や肝硬変などがひき起こされるのである。

私が過去十年間余り健康管理に関与した長野県中野市では、昭和四十五年には脳卒中死が人口一〇万対三五七人だったのが平成二年には一二〇人余りに半減している。これは住民が一日の食塩の摂取量を減じ、血圧の自己測定運動を促進したからで、この効果は医学の進歩というよりも住民の意識革命と食習慣の変容による。

米国人は脳卒中死は日本人よりはるかに少ないが、心臓病（心筋梗塞）死は日本人の二・一倍と高い。動物性脂肪や砂糖のとり方が日本人の倍以上だからである。そこで私は成人病を習慣病と言い直し、国民一人ひとりの習慣の変容がこれを予防し、または病状進行を阻止することを強調したい。

「習慣が人をつくる、心もからだも」

人生の半ば

最後の審判のための意義ある記録を残す

年の暮れは、日本の各地のタクシーはいつもひどく忙しいと運転手はいう。どこの国を旅しても、タクシーの運転手からその国の動きが分かる生の情報が得られる。日本では、お正月の初もうでから始まり、一月中旬の小正月までの神社仏閣への参拝者の数はおびただしい数だと運転手はいう。

輸送や情報システムの発達と同様に、医療は、高度に技術化していき、ガンや成人病の病状のない時からの早期発見が可能になり、再生できない弱った心臓を救う心臓移植は外国ではますます盛んに行われだした。

科学技術の進歩は結構であるが、結局は土の器にすぎない人間の肉体の中にある人間の最も大切な心の方面は、ニューテクノロジーの極めて貧しかった二千年前に比べて、果たして本当に進歩しているのか疑わざるを得なくなる事態を、私たちは身近に見せつけられる今日である。

科学の恩恵で物質ばかりは豊かになる一方、民間信仰がブームとなっているのはどういう理由なのか。信仰といっても、それは商売繁盛や病気の治癒、受験の運を願う物質的群集心理とかかわり合いが強い。

しかし、人間が悲願として祈りをささげる頻度の上位は、宗教の種類を問わず、何といっても難病からの解放や科学的治療がお手上げとなったガン末期の病人への神仏の助けを乞《こ》う祈りである。

私はお正月早々、親友から、息子さんが四十歳代で治療困難なガンと診断されたという長距離電話を受けてショックを感じた。

昭和六十三年一月九日には、胃ガンに始まる長年の闘病の後、最後は肺ガンによる呼吸困難にもめげず、幕間《まくあい》の舞台裏で酸素吸入によって苦しみを緩和しつつ、死の直前まで民芸の地方巡演を続けた宇野重吉さんが、刀折れ矢尽きて七十三歳で死去された。演劇を愛する地方の人々へ死のパフォーマンスを実践され、生きることの意義を演技の中に示された宇野さんのいのちは貴い。彼の十年間の闘病生活とは対照的に、一月十三日に突然心臓発作を起こして数時間の後に七十七歳で死去された台湾の蔣経国総統の最期もまた壮烈である。

　死はこのように、予告されてきたり、あるいは青天の霹靂《へきれき》のごとく突然にきたりする。このような現実を、年頭早々から見せつけられて、私はつくづく思った。健康と長寿と繁栄を祈念することはよいが、死が人間にいつくるかは先端技術の医学をもってしても測り難い。自分の人生の半ばは何歳の時かということもめいめいには未知である。折り返し点が見えない若い人は、人生の前半をどんなピッチで走ればよいのか。

　こんなことを考えていた時、浜松市の友人の医師から遅めの年賀状が届いた。奇禍で亡くなった夫人の思い出を歌に書いたあと、ヒルティ（一八三三―一九〇九）の言葉がそえてあった。自分の人生を意味あるものとするために生きるには、地上の最後の生き方は、高い存在を目指して向上の一路でなければならないという意味の言葉である。

　ことしを自分の人生にとって意義あるものにしよう。ことしの生き方はだれにとっても、人生最後の審判のための中間記録となるであろうから。

脳死

市民が参加する英国の倫理委員会に学ぶ

昭和六十三年一月十二日、日本医師会生命倫理懇談会が、脳死と臓器移植に関する最終報告書を公表した。内容は、脳の死（脳死）を人間の死として、移植用臓器の摘出をすることを明確に認めたものといえよう。この医師会の発表直後よりも、もっと日がたつにつれて、臓器移植容認への不信感が日本人の間に高まってきた。日本弁護士連合会人権擁護委員の一人は、脳死の決定は、国民の世論調査を踏まえた上でなすべきで、医師の団体が一方的に国民に結論を押しつけることに反対している。

私は、昭和六十二年五月に放映のＮＨＫのＥＴＶ８「授業」の中で、私の母校の神戸市諏訪山小学校の五年生に「心臓のポンプ作用」の話と分団実習を行った。各グループに心臓の模型を一つずつと、二人に一つの聴診器を渡した。私は心臓の内部の構造を模型で示しつつ、その働きを説明した。心臓が拍動ごとに生じる心音を、二人一組となって互いに聞き合わさせた。次に聴診器を用いて血圧測定学習をさせた。

その約一カ月後に三四人の児童一人一人から私への手紙として作文集が送られてきた。次の文はS君からの手紙である。

「ぼくは、一番大切なものは心ぞうで、それがとまると死ぬと思っていたが、先生は心ぞうがとまっても死ぬんじゃなくて、のうが死んで初めて死ぬということを教えてくれた。そしてのうが死ぬことをのう死と言うのだそうだ」と。

児童たちは、心臓の模型と聴診器と血圧計の操作に心をはずませていた。心臓や血管から発生する音を確認したときの興奮は、その目の表情ではっきりと読みとれた。

メモをとる生徒は一人もなかったが、私が話した言葉を何とはっきりとらえていたことか。私はこれを読んでひどく興奮した。

私たち大人は、人間のからだの各部分や全体としての働きをこのような実習で教わらなかった。しかし、今の子供が成長して大人になるころは、さきの医師会の結論を聞いても不思議だと思うものはまれにしかいないだろうと思った。

ではなぜ今日の大人のかなりが、医師会の結論になじまないのか。それは、今の大人は、医師から医療や死の判定についての裸の情報を聞かされないままに成熟し、また老人にもなったせいだと思う。日本の社会の多くの人は、医療や死の判定の真実を医師からずっと知らされず、医師の、一方的な「無言の医療」を押しつけられてきた。そのため、今になって、本当のことが示されると、その内容になじまず、十分に「真相」を告げずに押し通そうとする医師の言動に不信感をもつのである。

医師会の結論が出るや否や、待っていたとばかりに、移植のゴーサインが諸大学の外科チームから立て続けに出されたことへの世論の反発も、大きかったように思う。

日本の大学の倫理委員会の構成メンバーは、大学医学部教授群を主としている。倫理委員会に実相を知る看護婦が参加し、そのほかに人のいのちをこよなく愛し、かつ医学の進歩を強く願う市民も参与している英国の倫理委員会に、日本の大学や医療機関は学ぶべきだと思う。

私たちはただ果皮であり果葉であるにすぎません。
各人が自分の内に持っている偉大な死、
それこそ果実であり、すべてがそのめぐりをめぐる中心です。
（リルケ、時禱詩集『リルケの言葉』高安国世訳編、弥生書房）

病者

じっと耐えて雪解けの春を待つ細い竹

私の二階の書斎からは、お隣の家の庭にある高さ二〇メートルもあろう欅《けやき》の大木が窓いっぱいに見える。すっかり落葉して逆立てのほうき状に見える裸の梢《こずえ》の間から、西空高く宵の明星ビーナスがピカピカ輝いている。

緑の葉の密生した夏の陽《ひ》の下の欅の大木も美しいが、冬空に見るこの壮大な木の幹と梢の繊細さも美しい。暮れていくこの冬空の風景を眺めながら、遠からず春がくるという思いにひたる。四日には立春を迎えたのだ。まだ冬のさ中なのに立春の日が過ぎたということが、春の心を浮上させる。雪国の人々の春を待つ切なる心が想像できる。

雪の深い秋田に住む教え子の看護婦から、重症の夫の容体を詳しく書いた手紙を受けとった。癒《い》える望みがあれば、東京の病院に転院させて治療を受けたいが、そうして助かるという決め手があるかどうかを私に聞きたくて書いたという手紙である。

重病者のいのちの見通しをたてることは、じかに診ている医者でも難しいことが多い。病む当人はもちろんその身内のだれもが、雪解けの春を切なる思いで待ち望んでいるに違いない。

その思いは私にはよく伝わってくるが、東京の病院に出かけてもこの病人は助かりそうにない。私に今できることは病者の心の安きを祈ることしかない。

患者のことを、英語ではペイシェントという。ペイシェントは名詞では「患者」であるが、この同じ言葉を形容詞として使うと「忍耐強い」という意味になる。

私より一まわり若い古くからの医師の友人、彼はガンであることを知ってはいたが、そのことを他人に口外しないままによく耐えて、四十四歳の若さで死んでいった。その東大教授の細川宏君が病床で毎日日記をつづったが、中に書かれた詩の一つをここに紹介する(『詩集　病者・花』現代社)。

しなう心

苦痛のはげしい時こそ
しなやかな心を失うまい
やわらかにしなう心である

ふりつむ雪の重さを静かに受けとり
軟らかく身を撓《たわ》めつつ
春を待つ細い竹のしなやかさを思い浮かべて
じっと苦しみに耐えてみよう

私も若き日、医学生の時、結核性肋膜炎で八カ月病床についた。熱は半年以上も続いた。夜になるとやはり今日も熱が下がらなかったと心はめいり、夜の静寂《しじま》におびえた。朝、部屋に東雲《しののめ》の光がさしこむと、今日はもしかすると熱が下がるのではなかろうかと自信なくも少しは期待もした。だが、がっかりして夜を迎える日が何カ月も続いた。

さきに述べた秋田に病む、まだ会ったことのない若い患者さんから妻に代筆させましたと書いた手紙が昨日私のところに届いた。

「先生もまた、長期療養されたことが、せめてもの私の救いです」と。そんなことをいって悪いのですが、という彼の心の底の思いが私に伝わってくる。病者と医者との心のふれ合いをじーんと感じた。

病者とは、確かにじっと耐えて春を待つ人間なのだ。春がきて、竹の葉っぱの雪がとけると、たわんだ枝は自らのもつ弾性で元に戻ることがある。しかし春を心の中だけにしか待てない病人もいる。助かるか、助からないかということの判定は長い間の医師の経験をもってしても難しいと、いわざるを得ない。最後は祈るだけだ。

耐寒と心　春を待つ思いは生きるエネルギー源

ここ数年は一般に暖冬だといわれ、関東や東海では一月下旬には早咲きの梅が開いたと聞く。ところが、節分の日から寒気が厳しくなり、立春には岐阜、名古屋地方に大雪が降った。今年は寒が明けてから本当の冬がきた感がある。

二月には冬のスポーツとして、マラソンの行事が全国各地で催された。寒さにめげずのトレーニングは昔から盛んに行われてきた。私の中学時代は寒の期間には全校生徒が剣道か柔道の寒げいこをしたことを今でもまざまざと思い出す。これはもともと、精神修養に主眼を置いたものであり、今日でも町道場や師匠の家では、昔の伝統を続けての寒げいこや寒復習が行われているところがある。

人間の感覚というものは、多分に心理的影響を受ける。寒中に泳いだり滝に打たれたりすることは、寒さと闘う心意気がからだへの強いストレスに耐えさせるのである。寒さだけでなく、痛いという感覚も心理状態に左右される。言いかえると、身体感覚は精神の支配下にあるといえよう。

題目を唱え町々を歩く日蓮宗信者の寒行やカトリック教会での早朝ミサなどは、信仰と行《ぎょう》とがかみ合う大切な宗教行事である。

人間は、家屋や建物の暖房、衣服の工夫により厳しい寒冷を克服して快適に生活を続けることに成功した。冬に備えるということ、南の国に住んでいる人々にはいわば余分なことに、北の国に住む人たちは努力し、工夫し、投資して生きてきた。それが今日の世界の歴史を作ってきた。不思議なことだが、世界の歴史は気候の暖かなところにまず文明が開化したが、今日、世界を支配している国々の大部分は北半球の国である。

南の国では、果物が自然にとれ、着ること、住むことに手がかからないところが多い。その南半球では、人は食物さえ得られれば比較的楽に生きていける。しかし北の国の人は冬のための燃料の蓄えがいり、住居や衣類の工夫がいる。なぜ人間は寒冷を克服して冬期も活動が続けられるようになったのか。これは冬への挑戦の中に勝ちとられた人間の知恵と努力の成果だと思われる。

外的、または内的困難に対する絶えざる闘い、苦難に負けない個人の頑張りや、苦難を分かち合っての協力態勢といった人間の集団行動が北の国々に住む人々を結束させ、一方また、国家としての地位を高めたのである。

冬と闘う精神、それに苦難に耐える心、そして寒のあと、春を待つひたむきな思い、これらは人間が生きるための大きなエネルギー源となるものである。

人間には、いつの時代にも苦難がある。個人の苦難としてはまず病気がある。特に難病や回復の期待の少ないいろいろの病気がある。治らないかもしれない、多分駄目だと思う重病をもつ人々ほど春を待つ心が強い。ちょうど雪の重さにたわむ竹の心、その心を周囲のものは大切に見守ってあげてほしい。その病人には再び春が訪れることはないかもしれない。だが、病む人の心に春を宿してあげたい気持ちである。

入試と人間形成

創造力と高い感性は受験では育たない

二月は全国的に入試たけなわの季節である。一般にホテルの回転の悪い月なので、どこのホテルも受験生大歓迎である。これは日本でしか見られない若者の大集団の移動の図である。

日本では、明治以来もともと立身出世を目標に、若い人が努力し励んできたが、名門校の卒業生が役所や一流の企業に歓迎されてきたということで、一流の職場を目指すには、名門の大学に入学するのがいちばん得策だというところから、入試は日本の若者の生活を乱してきた。

小学校の入学から大学の入学まで、ひたすら受験時の点数をかせぐのに都合のよい受験術が予備校や塾で教えこまれている。それが入試には事実、功を奏するので、たいていの子供や若者が、学校よりも塾や予備校での学習を優先的に考える。子供の時から一日の学校の授業を終えると、すぐまた塾に行き、昼となく夜となく知識を詰めこまれる。得点志向の教育に浸り通しでは、人間としてのよい資質が開発される機会が少ない。諸科目の点数を総括的に上げる対受験戦略で、若い者の個性的伸びは、全く無視されているといえよう。

私はよく外国に行くが、こんなことを聞く。日本ではエリート中のエリートの若者の入るといわれる名門医学校の卒業生から、百年近いノーベル医学・生理学賞設定の歴史の中で、医師はだれ一人賞を勝ち取った者がないのが不思議だと。

大学とは創造力を培うところだといわれているのに、いっこうその実があがらない理由はこうだと私は思う。一つは日本の試験制度の欠陥であり、一つは大学その他の研究機関の中で自由な研究がしにくいためである。研究環境の条件がよくないのである。小学校から始まり大学に続く受験のための猛勉強は、人間がまっすぐ成長することを強く阻害しているのである。

一方、受験勉強のために受験の子供には家庭内で両親や兄弟姉妹とのタッチが少なくなる。そのような無理な生活が、子供や若者の心とからだの両面をひどく侵食している。

日本の多くの企業や役所は、日本人の家庭生活に取り返しのつかないひずみを与えている。これは戦後エスカレートしていくばかりである。

入学の選考に、時間をかけた面接と、課外活動の実績を高く評価し、信頼のおける内申書を提出するということがなされていない限り、今後入試はどうしようもない状態に陥るばかりである。

国民の健康を担う臨床医をつくることを主眼とした医学校への入校の選抜の第一条件は、感性の高い、人の痛みと苦しみを十分に共感できる人間を選ぶことである。

これには、生まれつきの資質も関与するが、感性は主として家庭内や友人との交わりの中で形成され、学校の中だけではそれは期待されにくい。家庭教育の方が学校教育より勝ること、学校での授業よりも、家庭生活の中で学びとることのほうがよほど人間形成に役立つ。それはすでに、明治十一年に、福沢諭吉の『教育論』にはっきり書かれている。『論語』にもこうある。

性相近也、習相遠也（天性はだれでも似通っている。教養や習慣の違いで差がつくのだ）

先人の残した知恵をもっと真摯《しんし》に受け止めたいものである。

卒業式

山また山の人生への出発点

三月に入ると国公立大二次試験も終わり、受験のための学生の人口移動も一段落となった。これからしばらくは卒業式の季節である。人間とは不思議なもので、卒業証書をもらうと、授業を相当サボった者でも、一応学科課程を修了したという実感をもつ。日本語では、卒業というと業を卒する、つまり学を修めたと書くので当事者は安堵《あんど》感をもつ。引き続いて国家試験や公務員採用試験を受験しない若者は、卒業式の後の一時、人生の中で最大の解放感を味わう。

卒業式のことを、英米ではコメンスメント・エクササイズといい、これは「始業式」という意味である。だから卒業式はまさにはじめる、スタートラインについたということを自問自答させる行事なのである。

山に登る者は重なる山並みへ挑戦して歩み続けるが、卒業式に次ぐ生涯学習もまさにこれと同じである。

私は聖路加看護大学の学長を長年務めてきたが、毎年三月の卒業式には今述べたことを卒業生に繰り返し話してきた。私たちの看護大学では、昭和五十五年から大学院に修士課程を設け、六十三年からは、博士課程を増設した。大学院研究科で所定のコースを修めた者は修士号や博士号の学位を得るが、これらの学生は決して大学院を卒業したとはいわない。修士課程は、専門家になるための学習コースであり、博士課程は、それぞれの専門の学問領域の中で研究者になるための課程である。

そこではめいめいの選んだテーマについて一つの研究を行うことにより、将来伸びる研究者としての能力を養うのである。したがって大学院を終わるのは研究者として卒業するのではなく研究の基盤となる一つの研究業績を大学院在籍中に作り上げるのであって、それは一つの課程を修了したに過ぎず、決して研究科を卒業したのではない。この所定のコースを出た後も研究を続行することが社会的に期待されているのである。研究し続けるのが研究者の人生行程である。

研究は、水平的に広がったり垂直的に高められたりする。何年か平坦《へいたん》な道をたどる時期はあっても、必ず険しい山道にさしかかる。下から登っていくと、山の頂に到着したと思っていても、山並みは次々と続き、頂を下ると、また次のもっと大きい山が目の前に展開する。

人生は旅のごとしと古人はいったが、いろいろの仕事をやる人、研究をする人には平坦な道は短くて、多くは山また山の息のきれる登り道である。その道は尽きることなく、延々と続き、峠での一服を楽しむことはあっても、さらに気合をかけてすぐに出発しなければならない。しかし、人生の野や山を旅する者には、毎日は冬の日のごとくに短く、日暮れて道遠しという実感をもつことが多い。登山者は道を急ぎに急ぐ。

人生とはまさしく尽きぬ山並みを前に、山また山を歩くようなものである。徳富蘆花は五十歳の誕生日を迎えての随筆『新春』に、

「山の上にも山あり、山の奥にも山がある。人の生の旅はただ登りです」

と書いている。人生とは卒業のない旅であり、日は遠からず暮れる。

難聴　音の世界から隔離される人間の孤独

「人生の最初の四分の一は人生の効用を知らないうちに過ぎてしまう。最後の四分の一はまた人生の楽しみが感じられなくなってから過ぎていく」

これは思想家ルソー（一七一二—七八）の『エミール』（今野一雄訳、岩波文庫）の中の一文である。

彼は、人は老いると、目がかすみ、耳が聞こえなくなり、足腰が弱くなり、人生の最後の四分の一は楽しみが感じられなくなると言ったのだと思う。

昔とちがって今は、難聴のある人は補聴器をつければよいというが、これを常時つけているとガーガーという雑音がして不快になるといって、つい離してしまう人が多い。難聴がいよいよ進行すると補聴器もあまり用をなさない。

老人になると、小鳥のさえずりや笛の音のような高い調子の音がまず聞こえなくなり、次第に中、低音がおかされ、ついには日常会話が聞きとれなくなる。家族と一緒にテレビを見ていても、老人だけはテレビの声がよく聞こえない。たとえ音は何とか聞こえても、早口でしゃべるアナウンサーの言葉の一つ一つがよく識別されない。

私は老人の患者さんを大勢診てきたが、私が内科医になって三十年たったころ、八十歳に近い老人が私の病院で一週間人間ドックにはいられた。その老人の息子さんは親孝行で、高価な補聴器を購入するなどして難聴をしつこく訴えるお父さんにいろいろと気を遣っていたが、ご当人はそれで満足しなかったと私は聞いた。ドックで詳しく調べたが、内臓には異常がなかったので、私はこう言った。「あなたは耳だけが悪いが、目が見えなくなったよりましでしょう」と。

そうすると、そのお年寄りは非常に寂しい顔つきで私にこう言われた。

「先生は耳がよく聞こえるから、聞こえないもののつらさはおわかりにならない。先生、音の世界から隔離される人間は孤独ですよ」と。

私は、はっとした。

私はそれまで音の聞こえない人を、内臓に病気をもつ患者とは別個に考えていた。難聴は重い病気だとさとった。その日から老人を扱う内科医として難聴の勉強を始めた。

そして、聴力の落ちた患者の気持ちをわかろうと努力した。先の患者は、私が軽んじていたことの中に大切な医学があることを教えてくれたのだ。

盲、聾《ろう》、唖《あ》と、三つの機能を失いながら素晴らしい教育者となったヘレン・ケラー女史（一八八〇―一九六八）は、「自分が失った三つの感覚の中で何か一つが与えられるとなったら私は聴力をとりたい」と言ったという話を私はどこかで聞かされた。人の声は愛情をじかに伝える。テレビを音なしで見るより、画像のないラジオを聞くほうがはるかに素晴らしい。

難聴の人にはベートーベンの話をお伝えしたい。彼は三十歳のころから難聴となり、以後の四半世紀はこれに悩みながら作曲を続けた。自分が作曲した第九交響曲を彼が指揮し終わった時に、聴衆の拍手喝采《かっさい》が彼には聞こえず、曲が終わってしばらくは振り向いて聴衆にこたえることをしなかったという。しかし、彼は頭の中に音を描いて、意志強く作曲を続けたのだった。

三月三日はおひな祭りの日だが、「耳の日」だと知っている人は少ないと思う。耳の遠い人、ほとんど聞こえない老人に耳近く心の声をかけ、語らない老人の声を聞く耳をもちたい。

お墓

家の中にも故人が愛用した品物を

「暑さ寒さも彼岸まで」という昔からの言葉があるが、関西、東海、関東などでは、梅林は満開で、すっかり春の気分が漂っている。

私は「東京都霊園問題調査会」の委員を命ぜられ、専門委員にまじってお墓の勉強をする機会をもったことがある。

彼岸とは、仏教用語で川の向こう岸、死の川を渡って達する悟りの世界のあるところをいう。お彼岸の一週間の真ん中の日は、戦前は春季皇霊祭と呼ばれていたが、戦後は「春分の日」として国民の祝日とされた。この春分には、太陽は真東から昇り真西に沈み、昼と夜との時間が等しくなる。西方に浄土があると教える仏教では、春分の日は浄土に一番近い日と考えて、亡くなった人の冥福《めいふく》を祈ってお墓参りをするわけである。

日本ではお彼岸やお盆には家族連れのお墓参りが霊園をにぎやかにする。

最近は、子供の数が一家平均一・五三人と減り(一九九一年現在、『国民衛生の動向一九九三』)、また昔の大家族はなくなり、今は核家族化の傾向となっている。その上、病人の多くは病院で死ぬために、身内のものの死を一家内で経験することは非常にまれになった。伝染病や肺炎などの病気による死亡率の高かった戦前は、数多い兄弟や祖父母の死亡で一つの家から葬式を出すことは日常しばしばみられたことであった。町の中のお寺の境内や、または住居から遠くない墓地に先祖からのお墓があって、お墓参りは日常行事とされた。

だが今の時代、東京や大阪、名古屋などの大都会になると、町中のお墓はなかなか望めず、住民は墓地を求めて遠くに行かざるを得ない。遠くといっても、墓地の購入には法外なお金がかかる。そこでどうしても行政の計画で合理的な公的霊園を造ってほしいという要望が強く出される。

さて将来、たとえば二十一世紀には霊園の設計はどうなるのだろうか。何か思いきった発想の転換がないだろうか。

東京都民に対するお墓のイメージについてのアンケートによると、「お墓は死者をしのぶところ」としたものが約七四%、そして居住地に近い市街地の緑地に接したところという希望は約四〇%だという。立体化、集合化した墓地（納骨堂、壁面式など）にすべきだという強力な意見は約三〇%あったという。

今後、墓のイメージはますます多様化するであろう。仏教信者には仏壇もよいと思うが、それとは別に、家の中で、いつも故人がしのばれて、悲しみも喜びも、故人と分かちあえるような、故人の好きだったもの、愛用したものが家の中に置かれるとよいと思う。私の家の居間の棚の上には母の遺《のこ》した古い聖書が置かれている。シェークスピア全集やカーライルの『フランス革命史』など、父の遺した蔵書は、私の書庫に置かれている。

私の尊敬する近代内科学の父、ウィリアム・オスラー博士は、その数多くの蔵書を遺言によりカナダの母校マギル大学の図書館に寄付され、オスラー記念ライブラリーと名づけられた。このオスラー記念の部屋の壁の上のパネルには、オスラー先生の「灰の壺」が納められている。彼の生まれた村、ボンドヘッドには彼の誕生を示す小さな石碑が建てられているが、お墓ではない。私は彼の記念ライブラリーを度々訪れるが、そこで私は先生の魂に触れる思いを深くする。これが本当のお墓参りだと思う。

季節の言葉

自然への共感性を絆としてきた日本人

春分の日を迎え、日一日と日脚が長くなる。若人は春のメロディーを口ずさむ。春というと、黒い土から芽を出す双葉、すくすく伸びる若木のイメージが描かれる。地球上の国々の中で、日本ほど季節の色あいがこまやかに感じられる国はない。手紙の冒頭に季節のことばを書くのは欧米人には見られない日本人特有の習慣のように思われる。

今日、私宅に届いた手紙とはがき五通に目を通したが、四通には季節の挨拶《あいさつ》文が冒頭にあった。「早春の砌《みぎり》……」「いよいよ春の跫《あしおと》が……」それから「梅花馥郁《ふくいく》として漂う季節となり……」といった難しい滑り出しもある。米国ハーバード大学で研究中の若い医師からは「ボストンは雪が深く、寒い日が続きますが、東京は……」とあった。日本はこんな実用時代に入っているのに季節の挨拶語がいぜん使い続けられている。

このような挨拶語は英米人の間には見られない。これは日本人に特有の、手紙でのコミュニケーションのあやである。欧米にも季節の挨拶（シーズンズ・グリーティングズ）という活字入りで、クリスマスや新年のお祝いや、キリストの復活日を祝してイースターのカードが交わされている。しかし、はがきや手紙の冒頭の言葉としての季節語や気象の言葉が書かれることはまれである。

寒さや暑さの中に住む人間環境が人工的に便利に調節され、花や果物も季節外れのものが市場に出回るようになった今、季節や気象にふれた挨拶語を交わすのはあまりに形式的だという人もいる。だが戦争を経験してきた古い世代のものはもちろん、今の若い世代の人々も、手紙のきまり文句となっている季節語を打ち切って商業文のような書き出しをすることには抵抗を感じるようである。

習慣とは、まことに力あるものだという感じをもつ。『論語』（為政）に温故知新〈故《ふる》きを温《たず》ねて新しきを知る〉という言葉があるが、古きしきたりの中のよきものを求めてそれを保ち、その上に新しいスタイルを重ねることこそ大切だと思う。

日本人は、美しい四季の中に、また時にはきびしい気象環境の中で、お互いに一つになってきた。自然への共感性の絆《きずな》の中に社会的連帯をもってきた。これまた日本人のユニークな国民性と挨拶の習慣の産物ではないかと思う。

話は手紙の書き出しから会話の言葉に移るが、若い人の会話言葉が最近は乱れてきたと老人は嘆く。

一方、新語の流行語はどんどん広がる。若い人はその上に早口志向になってきた。老人の耳には若い人の言葉はますますなじめなくなっていく。

流行語にはたしかに新鮮味はある。しかし老人が若い人の使う言葉からあまり疎外されると、若い人と老人との絆が切れてしまう。人間の長い歴史の中で、言葉の絆は心の絆になってきたのである。老人も新語を学び、若い人も老人に聞きとれるように、テンポをゆるめて歯切れよく話しかけてはどうだろうか。

季節に話を戻して考えてみよう。だれもが自然の移り変わる姿の中にめいめいの人生を重ね合わせて考えてみるのも一興である。

移り変わる四季のステージの上で、自分をどう演出するか、これは各人に問われる大きな課題である。私たちの親しい師や友人が、どのように若木を伸ばし、実を結び、葉を染めて散っていったかを学びたい。友と一緒に人生の四季を語り、文《ふみ》を交わしたいと思う。

花冷え　老人のカゼは軽くても早く受診を

桜の咲くころになってからも、冷えびえとする夜を迎えることがある。「花冷え」という表現は、自然の季節を敏感に受け止めてきた古き人々のゆかしい言葉である。

もう冬の厚着や毛のものをしまって、心軽い春着にと思っているころの冷えは、六十を過ぎた人々はとくに厳しく感じる。

老人は、一般に寒さに弱い。春になっても毛のものを離すことはできない。夏でも冷房の風の吹き出し口の近くに立ったり座ったりしていると、皮膚がゾクゾクする。夏でも冬と変わらぬ厚着のももひきをはずせぬ老人もいる。

肺炎というと、冬にかかりやすいと一般に思われているが、案外、早春のころにかかる人が多い。肺炎といってもいろいろとあり、年配の人が長患いで衰弱して動けず、じっと寝ていなければならないようなとき、看護をする人が、昼夜を通して患者の体位を変換してあげないと、肺の血液の循環が悪くなって就下性肺炎を合併することがある。そのような特殊な肺炎は別としても、抵抗力のない人や老人はカゼから肺炎になることがよくある。花冷えの宵など、テレビを見ながらついからだに何もかけずに居眠りしてしまうようなことをきっかけに、カゼをひくことがある。

人間のからだは、目が覚めているときは体温の調節がうまくいき、外気が寒いと皮膚の下の血管が収縮して体温の放散を少なくするようなはたらきが自動的に営まれるが、居眠りやうたたねなどをしているときは、この自動的血管反射がきかず、体温が放散するのをうまく防げなくなる。そのため、体温を失いすぎ、からだが冷える。そうするとのどの粘膜にあるビールスや細菌が繁殖したりして、カゼの症状が現れる。

カゼを本当に治すような薬はまだない。ただ、カゼのため咳《せき》が出たり、のどが痛かったりするのを一時的に止める薬はある。また、カゼのために出た熱を一時的とはいえ短時間で下げるアスピリン、その他の解熱薬はある。しかし、結局は私たちのからだが自然にカゼを治すのであり、薬は不愉快な咳や痛みや熱を一時的に抑えるにすぎない。

ところが、インフルエンザといって、強い伝染力と激しい症状をおこすビールスに感染（これにも積極的な薬はない）すると、これは患者から患者へと伝染する。これは流行するのでカゼと区別がつきやすい。

ただのカゼは、人には感染させることが少ないが、カゼぐらいだと軽く考えて、具合が悪くても普通に働いたり、外出したりすると、カゼからいろいろの病気が合併する。つまり、カゼのために全身の抵抗力が下がっているからである。日本では昔から「カゼは万病のもと」といわれてきたが、カゼをばかにしていると、肺炎をはじめ、いろいろの病気が起こる。

老人の肺炎については、次のことを知っていてほしい。これは目立った熱もなく、大した咳もなく発病することがある。老人では平常時の体温は三五・五度といった低体温の場合が多い。三六・八度であれば、平熱より一・二度も高く発熱していると考えたい。だから、老人は、軽いカゼと思っても医師の診察を早めに受けられることをおすすめする。老人は、心筋梗塞にかかっても目立った胸痛もないということさえある。少し調子が悪いと感じただけでも早く受診された方がよい。

ご老人と家族のためにこのことを強調したい。

習慣病

「人は習わし次第」病気予防は各自の責任

四月の第一週にはいろいろな季節の行事がある。最初の日曜日はキリストのよみがえりを祝う復活祭《イースター》、八日は釈迦《しゃか》の誕生日の花祭り、そして七日は国連の世界保健機関、そういうと分かりにくいが、なじみの深いＷＨＯのこと、このＷＨＯの発足した記念日をあてて日本では世界保健デーと命名した。日本だけでなく世界に健康の保持増進運動を展開しようという呼びかけである。

ＷＨＯの事務総長を長年務められたデンマーク人のマーラー博士はその職を後進にゆずられ、最初の日本人事務総長として、一九八八年に中島宏博士が着任された。二十一世紀までに世界中の国々に健康を与えるという運動が今、展開されている。病気の症状の現れないうちに、健診を受けるといったことが、まだまだされていない国々が世界には多い。健康管理どころか、食糧や薬品の欠乏している発展途上国国民の健康づくりに日本はお金を出すだけでなく、人材を長期にわたって送り出すということが、外国から要請されている。

日本ではハンセン病や結核への対策が十分にたてられており、患者は減少する一方だが、明治、大正時代には、欧米からの医療宣教師の派遣によって、ハンセン病や結核の病気の救済事業が始められた。

また、日本の古い私学の多くが同じく外国のミッションによりつくられたのである。ＷＨＯは、健診で病気を早期に発見するのもよいが、もっと効率のよい方法は病気の予防だと強調し、予防医学を広める運動を展開している。

痘瘡《とうそう》は世界中に予防接種が普及したことで、昭和五十二年（一九七七）からは世界から姿を消し、一九七九年にＷＨＯは痘瘡根絶宣言を行った。しかし、まだまだコントロールされない伝染病や寄生虫症は多い。その上、近年はエイズという効果的な治療法のない新しいビールス性の伝染病が世界中に広がり、大きな社会問題を起こしている。

しかし、何といっても、世界中の人々が死ぬ病気の大部分は、成人病と通称される病気であり、具体的にいうと、ガン、心臓病、脳卒中である。ガンの中には原因がまだはっきりしないものがあるが、日本にふえつつある肺ガンのかなりのものは「たばこ」の吸いすぎによるものである。

また食塩のとりすぎと関係の深い高血圧や動脈硬化からくる脳卒中、そして動物性脂肪や糖分のとりすぎ、たばこ、精神的ストレスと運動不足からくる心臓病、特に心筋梗塞など、年配の成人のかかりやすいこの三つの慢性病はすべて、長い間のよくない食習慣や喫煙、運動の不足などの生活習慣の誤りによってもたらされるものである。だから私はこれらの自分の誤った習慣によりつくられた病気を十五年余り前から一括して「習慣病」と呼んできた。やっと最近は、自分でつくる習慣病は自分がよい習慣に切り替えることで、予防できるということが一般人に理解されるようになった。

東洋では〈習い性《せい》と成る〉（『書経』）といわれてきたが、西洋でも昔から同じことがいわれている。〈人間は習わし次第のものだ〉（シェークスピア『ヴェローナの二紳士』）。習慣病はまさに誤った習慣の産物で、めいめいに責任がある。だから私は新しい予防医学のスローガンとしてこう呼びかけたい。

「病気の予防は習慣の変容から」と。これを家族全員の参加でやってほしい。学習の始まる新学期の四月から。

婦人の健診

奥さんの健康にも愛のこもった配慮を

戦後の昭和二十四年から、四月十日が婦人の日、この日からの一週間が「婦人週間」と呼ばれることになった。昭和二十一年のこの日に戦後第一回の総選挙があり、この時に婦人にも選挙権が認められ、男女同権としての婦人の政治的地位が獲得された。

男女同権といわれながらも、今日でもなお女子は就職や地位の昇進などにハンディキャップがつけられたままであるというのが本当のところであろう。

日本では、戦前はもちろん、戦後も男子は外に出て仕事をする。主婦は、家事・子育てに忙しい毎日を過ごした。そのほか、一家の健康管理の役も務めてきたのである。そして、食べるものは、主人や子供に栄養のあるものを優先的に与え、主婦はお残りを食べるということが、戦前戦後にはよくみられた。

昭和二十九年ごろから、日本の急速な経済成長とともに、働く男子の人間ドック入りや、企業での健診が、主として男子を中心にされた。はっきりした症状がなくても、念のために全身のチェックをして、病気を早期発見することが急速に日本に普及したが、私が扱った受診者の性別を調べると、昭和四十一年には男子五人に対し女子が一人の割合であった。つまり、女子は男子の五分の一しか健診を受けていないという次第である。しかし、人間ドックが始められた当初に比べると、今では女子の受診率がかなりふえている。それでも女子は男子の半分以下にすぎない。

今では女子でも就職する者がふえ、パートをする人も含めると女子の就業率がかなり高まったが、それでも主婦は家族の健康管理の役を引き受けている。しかも自分自身の健康のチェックを受ける機会は非常に少ないのである。

主婦が家族の健康管理をするには、自分の健康管理が何よりも大切であり、そのためには自分でチェックできる体重測定、血圧測定などをすることと、定期的に健診を受けるべきである。

女子は三十五歳ころから乳ガンや子宮ガンになりやすく、胃ガンや肺ガン、大腸ガンにも気をつけなければならない。

女子では、月経の止まる更年期になるまでは狭心症や心筋梗塞になることはまずないが、高血圧にはなる人がいる。とくに妊娠中毒症をやった人は高血圧になりやすい。心臓神経症となると、中年の女子にはよくみられる。これは内科の専門医がみればすぐ診断できる。また、女子は若い人でも中年の方でも貧血症にかかる人がかなりあり、その中には子宮筋腫《きんしゅ》が原因であるケースが多く、子宮摘出の手術が必要となる人もある。

このような婦人の病気やガンは、定期的に健診を受ければ早期に発見され、早めの治療で乳ガン、子宮ガンなどはもちろん、貧血などはすっかり治ることが多い。主婦が受診することは、自分自身の自覚でなされるべきであるが、ご主人が毎年奥さんの誕生日には受診できるように、代休でもとって奥さんサービスをされることが、何よりの誕生日のお祝いとなるのではないか。

奥さんがご主人や子供の健康を案じるだけでなく、ご主人が奥さんや子供の健康にもっと関心を持ち、愛のこもった配慮をされることが望まれる。

科学技術

最先端の技術よりも「養生」あっての医学

最近は、いろいろの情報が、ラジオ、テレビ、新聞、ファクシミリ、光通信を通して短時間のうちに、世界の人々に伝わる。科学技術の進歩には実に驚くべきものがある。日進月歩という古い言葉があるが、今やまさに秒進分歩といいたいものがある。

四月十八日は発明の日とされ、この日を含む一週間は「科学技術週間」とされている。総理府の科学技術庁は、日本の科学技術の方向性を示し、その発展を促すための研究助成を行ってきた。確かに日本ではハイテクノロジーが産業界に、また、生活面に普及した観があるが、その割に、ノーベル賞級の医学・生理学研究者が少ない理由は、国の内外でとやかく議論されている。これは日本人の頭脳の資質ではなく、創造的英知を育成する教育システム、いわば種を育てる畑が悪いのではないかと思う。

科学技術庁ライフサイエンス部会の企画の一つとして、岡本道雄氏を主査とする「ライフサイエンスと人間に関する懇談会」が昭和六十一年から平成二年の二月まで続けられた。この会は科学者、経済学者、社会学者、哲学者、作家などで構成されており、私も医者として参加し、その結果は概要としてまとめられた。

これは、サイエンスと人間のいのちや生活とのふれあいの諸問題を討議する会、である。医学において、ハイテクノロジーが今日のように進歩すると、病気の治療や健康ならびに人間の生活全体がますます科学によって左右され、科学に依存するという傾向を生じ、専門家の中にも、また医療を受ける一般の人々の間にも、科学万能の思想が普及していくのが現状である。

しかし、健康の維持や病気の治療には、もともとすべての人間のからだにそなわっている再生力や修復力、抵抗力、免疫力などが基本となって働いており、科学技術は元来からだの中に生まれつきもっている不思議な力を保護したり、増強したりしているにすぎない。そのことを私たちはとかく忘れがちである。そこで養生とか衛生といった個人の側のつとめが生じる。

私は過日、新劇の演出家であり俳優でもある滝沢修氏の言葉を、日本経済新聞で読んで非常に感心した。彼は明治三十九年生まれである。昭和六十三年の一月に、七十三歳で肺ガンと闘いつつも、最後まで舞台を去らなかった宇野重吉氏と長年舞台を共にした人である。

滝沢氏は言う。「僕はね、役者はからだを二つもっているというんです。普通のからだともう一つは表現の媒体としてのからだですね。つまり絵かきにとっての絵の具であり、彫塑をやる人にとっての粘土と同じでしょう。粘土がカラカラでは使いものにならないし、絵の具が固まったらチューブから出ない。役者だって、自分のからだがお酒でブヨブヨだったりしてはね。適当に楽しんで、なおかついい演技をしようなんて虫がよすぎるというんです。いい芝居をするには覚悟して何かを犠牲にしなくてはならい」と。

滝沢氏はまたこう続ける。

「ぼくは専門以外の本をよく読みますね。すると自分がいかにものを知らなかったかが痛いほど教えられる」と。

人間が真に生きるためには、医学の最先端のテクノロジーを利用する以上に、人生の演出家が語っているように、自らを節して生きることが大切である。これを養生《ようせい》という。「養生」という言葉は、『荘子』の「養生主篇」に出てくる。荘子によれば養生とは、すなわち「真の生き方の道」のことである。養生あっての医学であると私は言いたい。

人生の第六期

健やかな老後は誕生日の禁煙から

私も含め明治生まれの人は、日本の人口の二・三%という少数になってしまった。四月といえば、四月二十一日は英国エリザベス女王の誕生日。かつてソビエトでは四月二十二日レーニンの誕生を祝っての記念日であった。

また、一五六四年の四月二十六日にはシェークスピアが生まれたが、彼は五十二歳で亡くなっている。シェークスピアは、その戯曲『お気に召すまま』の中で人生を七期に分け、乳児から高齢者までの年代の人間をこう語っている。

「さて第六期となれば、ひょろひょろの、スリッパはいた間抜け爺《じじい》……よくぞ蔵《しま》っておったのは、若い時分の長靴下、ちぢんだ脛《すね》には、大きすぎ、雄々しい昔の大声も、またもや子供のかんごえで、笛ふくようにぴいぴいぴゅうぴゅう鳴るばかり……」

（阿部知二訳、河出書房）

これは、若い時からたばこを吸いつづけた老人の最後の姿とも思われる。昔はやせた老人が多かったが、いまでは太った老人も多く見うけられるし、また、八十を過ぎてもかくしゃくとしている人が多く、シェークスピア時代とは、大がわりである。

しかし、シェークスピア時代の老人に似て現代でも老人の中には慢性の気管支炎や肺気腫《きしゅ》のため、いつもビイビイ、ゼイゼイし、少し歩くと息切れがして普通の人についていけない老人がいる。これは公害のために肺がやられるとか、それよりはるかに多くは長年のたばこの吸いすぎによる慢性肺疾患が大きく原因している場合が多い。

平成三年の日本たばこ産業㈱の調査では、男子は六〇・四％、女子は一三・三％が喫煙者である。男子のこの高い喫煙率は、米国国民の二六・八％（一九八七年）に比べて約二倍もの高率である。たばこは、老若を問わず、喫煙者の肺や心臓、血管をじわじわ侵す。

たばこの煙の中にある代表的な有害成分は、ニコチンとタール、一酸化炭素である。ニコチンがからだの中に吸い込まれると末梢《まっしょう》の血管を縮め、心臓にも負担を与えて、年若くても狭心症や心筋梗塞を起こす。たばこの中のタールは、この煙が通る咽頭《いんとう》や食道、肺にガンを発生させる。また、たばこの煙に含まれる一酸化炭素は、自動車の排気ガスとほぼ同様の濃度のもので、心臓病をつくる。

以上、たばこにはいろいろと病気をつくる有害物質があるので、若いときから吸い続けていると、からだをすっかり害することになり、健やかな老年時代を迎える夢は消えてしまう。

欧米では、誕生日にはバースデー・ケーキの上に年の数だけキャンドルを立て、誕生を祝われる者がひと息で灯を消すことがおあそびになっている。ひと息で灯を消すことは、あまり幼い子供にはうまくできないが、大人でも、ずっと高齢者や、肺機能の下がった病人では、肺活量や一秒間に強く息を吐き出す力（一秒率）が下がっているので、数本のキャンドルの灯でも、少し離れたところからだとひと息に吹き消すことは難しい。

たばこの吸いすぎなどで肺のはたらきが衰え、少し急いで歩くと息がきれ、またしょっちゅうビイビイ、ゼイゼイいっている人では、孫に加勢してもらってやっとキャンドルの灯が吹き消せる。

政府は、たばこの専売の仕事を民間会社に譲ってからは、厚生省を中心に急に禁煙運動に本腰を入れ始めた。だれでも誕生日を迎えたら、その日から禁煙する運動を展開できないものか。健康な長寿の秘訣の一つは禁煙だと知ってほしい。

急病に備える

かかりつけの主治医を持つことの大切さ

四月末から五月にかけての大型連休に、大変な数の日本人が海外に流出した。成田開港以来十年間で一億人が出かけている。私は、この休日を利用して米国南部のニューオーリンズ市での医学会に出席することになった。一九一九年に七十歳で亡くなったオックスフォード大学欽定教授のオスラー博士を慕う医師からなる学会である。

オスラー教授は約百年前に内科学の教科書を出版した。この本は初版の発行数三万三五〇〇部で、当時のベストセラーとなり、世界の医師がこれで内科学を勉強した。彼は学者であっただけでなく臨床医のあるべき生き方を身をもって示した。当時の医学生たちに彼は次のように述べている。

「諸君が生を受けたのは自己のためではなく、他人の幸福のためであることをよく心に覚えるべきである」と。

開業している医師や担当医となっている病院の若い医師は、せっかくの連休に何かを計画していても、自分のもっている患者さんに異変が起こったりすれば、患者さんのいのちを優先にするために、せっかくの計画の中止も余儀なくされることがある。

忙しい臨床医は、患者さんの世話で生活のペースが狂ってしまうことが多い。かかりつけの医師が連休でどこかに出かけた後に、家人が急に重い病気にかかったりすると、以前は、患者さんは運のつきと考えたが、今では主治医の行き先にいろんな手で連絡できる。無線でタクシーが呼べるように、呼び出しのポケットベルをもって外出した医師には、病院が呼び出しをかけて緊急事態を知らせる。それがなくても電話で何とか連絡するとか、心電図を電話回線で送ったり、また、ファクシミリで必要な情報を離れた医師に送ることもできる。二十一世紀までにはテレビ電話も活用され、また、今より以上に自宅用のファクシミリが普及すると思う。

さて、いくら成人が予防的に毎年人間ドックを受けていても、またたとえ、健診のデータはよいといわれても、ある日突然、緊急事態がからだに起こるということを四十歳以上の人は、当人はもちろん家族のものも平素から心得てほしい。一番多い危険な緊急事態というのは、心筋梗塞、また動脈瘤《りゅう》破裂、次いで脳卒中、肺炎など。また年配者ではちょっと転んでも骨折を起こすことがある。

最近の救急車のサービスは非常によいが、問題は連れていかれる救急病院がどこかということである。せっかく救急入院できても、専門医のいない施設とか、心筋梗塞であった場合などCCU（心筋梗塞患者集中監視室）の備わってない病院に入院すると、四六時中の病態の監視が不十分なために、患者の急変への対応が遅れることもある。

かかりつけの医師が不在でも、信用のおける病院に救急入院ができて、その担当医とかかりつけの医師とが、電話やファクシミリで情報交換ができることが大切である。そのためにも、だれでも平素からかかりつけの主治医をもち、万全に備えること。これは、時には人間ドックを受けること以上に大切である。特に中高年の方が、夜中や休日に胸痛や異変を感じた時は医師に早く連絡して、電話でもよいからどうすればよいかという指示を受けること。そのために平素から医師との連絡方法を取り決めておくことが、いのちの安全上、必要であることを強調したい。

母への言葉

成人してからも時には心の会話を

五月の第二日曜日は母の日である。欧米の教会では、五月の第二日曜日の礼拝は「母の日」としてもたれ、母親がまだ健在な人は赤いカーネーションを、母を亡くした人は白いカーネーションを胸につけて母を偲《しの》ぶのが教会でのしきたりとなっている。

私が学生のころ、私は教会で赤いカーネーションを胸につけてもらったのに、友達の一人は白いカーネーションをつけて寂しそうにしていたのを思い出す。

昔は、小学・中学生の子供の親が亡くなっているということは時々あったが、今日では、母親が中学までに死ぬということはきわめてまれである。しかも、女子の平均寿命は八十三歳となり、男子よりも六歳以上も長生きするので、子供にとっては一般に、母親のほうが父親より長生きするのが常識になっている。

父の日は、六月第三日曜日となっているが、教会の行事ではなく、母の日ほど内容的に普及してはいない。日本では、キリスト教の教会では、戦前から母の日は礼拝がもたれていたので、母のいないいまの私には、子供時代の思い出の中に赤いカーネーションが強い印象をとどめている。

そのような宗教的な背景がない今日の時代の日本の母の日であっても、子供たちが成人するまで、また成人してからでも世話になりつづけている母親を心に覚えて感謝するしきたりは、今後も大切にしたいものである。

母親は、子供が成人すれば独立して自分の行動を考え、責任をもって自立することを望むべきだと思うが、母子の病的なきずなが切れないことがお互いの不幸を生む場合が少なからずある。

子供たちが成人して、社会に出たり、家庭を離れるときには、夫婦だけになった家庭は、飛び立ったひな鳥のために空の巣（英米ではエンプティ・ネストと呼ばれている）のようなうつろなものになることがよくある。母親は、息子や娘からの時たまの電話や手紙を待ちこがれるが、巣立った子、とくに男の子は、何かのきっかけがないと、母親に言葉を贈ることを忘れてしまう。

母の日が、離れた子供が母親に言葉を贈る日になれば、空の巣の中の老夫婦の会話の語調もなごみ、そっけなさがなくなるだろう。

愛知医大の小児科教授であった久徳重盛先生は、母原病という言葉をつくられた（『母原病―母親が原因でふえる子どもの異常』サンマーク出版）。これは、子供の病気、たとえば子供が吐いたり、イライラしたり、ひきつけたり、その他さまざまの症状をひき起こすのは、母親の言動がもとであるという着想で命名された言葉である。

成人した子供が、母との強すぎるきずなから離れて生きることは、子供に健やかさを勝ちとらせる。一方、親は子供を放して寂しくなった中で、立ち上がる気力を自らもつこと、それを友人が援助することは親の側の心の健康づくり上、非常に大切である。

母と子が共にいても、離れていても、また母が亡くなっていても、親子の間に、心の会話を直接・間接に交わすことが少なくなっていくことを心に留めたいものである。

老齢者社会と男性

家庭中心の生活が老人の健康を育む

昭和六十三年五月十八、十九の両日、名古屋市で「健康と長寿に関する国際長寿科学シンポジウム」が厚生省と本シンポジウム委員会主催で行われた。第一日目には医療関係者以外に一般市民を迎えて三つの講演とパネル討議が、また第二日目は医学や老化をめぐって七つのシンポジウムが計画され、外国からも三人の専門家が招聘《しょうへい》されている。このように大がかりな住民をまじえての集会はまれであろう。私も冒頭に「生と死」について講演した。

日本には国立のがんセンターや循環器病センターはあるが、高齢社会の時代にはいった今日、高齢を科学的に分析し、老人への医学的並びに社会的対応を研究する国立の施設はまだどこにも造られていない。愛知県やその地区の医学者や文化人らは、この郷土にそのような研究施設を誘致したいと念願しておられるのではないかと思う。

このシンポジウムの第一日目は一般にも公開され、二日目には各分野の専門家を中心に討議がなされた。

さて、日本の六十五歳以上の老人人口は一二%を超え、欧米並みになったが、この老齢化は他国よりも急速に進み、二十一世紀に入ると一七%、またあと三十年余りたつと二五・八%を超えると推測されている。そうなると人口の四分の一は六十五歳以上の老人となり、全く世界一の高齢者社会が日本に出現するということになる。

一九九三年発表のWHOの統計では、日本人の平均寿命は、男子は七六・三歳、女子は八三・〇歳となり、この記録は世界一である。六十五歳を超えた人の余生が不幸であるとすると、高齢社会の到来は悲劇である。日本人高齢者の多くが病気で苦しみ、からだは不自由で外出できず、目は見えず、耳は聞こえない。そして高齢者のかなりの方が痴呆《ちほう》となるとすると、だれも長生きしたくはなくなる。

そこでどうすれば人間は老いても、ある程度自立して行動でき、感覚器の働きもあまり衰えを見せず、いつまでも社会生活に参加できるか、そうしたことを研究し、その成果を行政に具現させるための研究的施設を、国家的見地からも早く設立してもらいたいものである。この方面での国民のニーズは非常に高まっていると考えられる。

さて、日本人の女子の平均寿命はすでに八十歳を超えているが、男子は平均して六歳余り低い。この男女差は世界に共通であるが、今のところ男性の追い上げのピッチは遅い。

ではなぜ、男子の方が女子より早死にするのか。女子の場合、卵胞ホルモンが出ることが老化を抑制することに関与しているが、これは男子にはどうにもならない。しかし男性にはいろいろな成人病を進行させる危険因子が、中年からの生活習慣の中に非常に多いという事実を男性自身がもっと注目すべきである。

男性は仕事にのめりこんで、社会的なつき合いが多い。たばこの吸い過ぎや酒の暴飲、そして酒とともに動物性脂肪や塩けのものをついとり過ぎる。そのため食事の中の栄養のバランスがくずれる。もっと家庭内で主婦の献立による健康食が、規則正しくとれるような社会習慣の変容がもたらされなければならない。家庭中心の生活、これが健康な老人作りにも必要だと思う。

先人の医師に学ぶ

医師を正しく選択し心の交わりを持つ

　五月上旬、米国南部のニューオーリンズ市を訪れた。カナダに移住したフランス人が北からミシシッピー川を下って、その河口に植民地をつくった。それが後に合衆国の所属となった。ここはジャズ発祥の地としても有名である。

　フランス街にある百年以上もたった古いモントレオン・ホテルを会場に第一八回アメリカ・オスラー協会の学会が開かれた。一九一九年に七十歳でこの世を去った医人、ウィリアム・オスラー博士の遺徳をしのび、後世の医師に、科学だけでなく医の心を伝え、全人的医療がなされることを願うアメリカ合衆国とカナダの医学者や臨床家一〇八人からなる学会である。私はただ一人の東洋人名誉会員に推されて毎年出席している。

　ウィリアム・オスラーは、一八四九年カナダで生まれ、カナダのマギル大学から合衆国のペンシルベニア大学医学部の内科教授に三十五歳の若さで招かれた。その彼が五年後にジョンズ・ホプキンズ大学医学部創設のためにそこを辞する時に、医学生に告別の演説をした。その題が「平静の心」であった。

この演説は、その後の他の二一の講演とともに、講演集『平静の心』として出版された(一九〇五年、邦訳　医学書院より)。それが欧米の医師の間に広く読まれている。

彼は五十五歳でジョンズ・ホプキンズ大学を辞めてオックスフォード大学の欽定《きんてい》教授となり、七十歳で亡くなった。オスラーが最後に住んだオックスフォードの家は、「学生らに開放された家(オープン・アームズ)」として今も保存されている。

昭和五十八年、日本にもオスラーの精神と生き方に共感する医師や医学生が会員となって日本オスラー協会が作られた。

このたびの学会では、オスラーの思想や患者を中心とした医の倫理にふれての研究発表と討議がなされた。その会で、日本と北アメリカのオスラー信奉者がオスラーにひきつけられている動機についての比較調査がカナダの医学史研究者から発表された。

「いずれもオスラーの学識と同時に、患者を愛するひたむきな生き方に心を動かされた」のが圧倒的に多いことが指摘された。

オスラーは「人と本」とをこよなく愛した。そして医師が目ざすべきゴールは、ローマの名帝アントニヌス・ピウスが死に臨んで示したような平静で動じない心と態度を持つこと、それと同時に患者をいとおしむ温かい心を持つことであるとした。そして医学生に向かってJ・R・ロウエルの詩を借りて、「南面に向かって傾斜している性質」で患者に接することを勧め、またシェークスピアの言葉をひき「思いついたらすぐ実行だ」（『マクベス』四幕一場）という実践家になることを勧めた。

オスラーはまた、医師には患者やその家族との心のコミュニケーションを交わすことの必要性を実地診療の中で身をもって示した。

今日の医療は、日本も外国も、あまりに科学的になりすぎたり、ビジネス化する恐れが強いが、医師はオスラーの示した医の道に立ち返るべきだと思う。病者も良心的医師とはどのようにふるまう専門職であるかをよく見定めて医師を正しく選択し、医師との心の交わりを持つ術《すべ》を学ぶべきだと思う。

病気の一次予防　衣食住の悪習慣を改める生活のデザイン

ハワイ諸島の中でいちばん大きなハワイ島――ホノルルから飛行機で三十分――のコナのリゾートホテルで、昭和六十三年の五月七日から三日間、国際健診学会が開かれた。欧米と日本からの専門家とボランティアが出席した。

この学会の正式な名称は、国際健康評価学会である。もっとわかりやすくいえば、日本でいう「人間ドック」学会である。

タイミングのよい健診がなされれば、早期の胃ガンとか、子宮ガン、糖尿病などが発見される。ガンの場合は早く外科手術を受ければいのちが助かることが多い。

血液をとってその化学的成分を調べてもらうと、尿酸値が高くなっていることがある。

当人は無自覚だが、モツ類を食べすぎたり、酒を飲みすぎたりしていると、ある日突然、猛烈な足の痛みの発作、すなわち痛風発作をおこす。この病気も、平素、定期的に尿酸値のチェックを受けていれば、発作予防薬があるので、発病を未然にとめられる。

人間ドックは当時の国立東京第一病院（現国立国際医療センター）と私の勤める聖路加国際病院とが、昭和二十九年に日本で最初に開設した。最初は一週間入院だったが、検査方法が進歩し、自動分析器を使って何種類もの検査が短時間になされるので、いまでは一泊二日、または外来に一日くれば三時間くらいのうちに検査ができるようになった。

このような組織的な検査は米国では日本より少し早く始められ、当初から外来でなされた。カイザー財団がこれを世界で最初に自動化し、成功をおさめた。

今回の学会には、欧米諸国と日本との関係者一〇〇人余りで、「予防医学の前線——科学と技術」というテーマに関する研究発表や討議を行った。各国により国民の食べるものをはじめとして生活スタイルが非常に違い、それが原因して各国民のかかる成人病に違いがある。欧米では心臓病や肺ガンが圧倒的に多く、日本人は脳卒中や胃ガンが多い。

ハワイに移住した日本人の死因を三十年も追ってみると、日本人でも生活がアメリカ化すると、ハワイにいるアメリカ人と同じように心臓病が増して、脳卒中は減っていることがわかる。

日本では、この学会を総合健診医学会と呼んでいて、なるべく多くの人が一年に一回定期的に人間ドック検査をうけることを勧めている。この国際学会は、各国では検査技術や健康評価の問題点を論じるとともに、チェックをして病気を早く発見するだけでなく(早期発見のことを二次予防という)、そのような病気、成人病にならないようにするには、国民をどう教育すればよいか、国民の環境をどうよくすればよいかということが討議の中心におかれた。これまさしく〝生活のデザイン〟である。衣食住の生活の習慣に悪いものがあればこれを改めて、よい習慣に変更させる。これを一次予防といっている。これが成人病の予防にいちばん大切である。

今回の学会には、日本からボランティアが一〇人も参加した。医療職以外の一般の人人が、それぞれの自国の人々に習慣の変容が実行されるように働きかけること、それが医師の忠告よりずっと効果的である。今後、一般人がこの予防運動に参与することが期待される。

音の公害

駅や空港を騒音のない健やかな環境に

人間が健やかに生活できることは、人間にとっての最高の幸福である。それには二つの環境が用意されなければならない。その一つは、人間の住む環境であり、もう一つは、住む人間一人ひとりの心の中、いわば、人間の内的環境である。

住む環境といえば、まず公害のない環境が望ましい。空気の汚染、川や海の汚染、そして騒音もまた公害となる。飛行機の騒音をはじめとして、新幹線や高速道路の騒音も、周辺に住む人には、ひどくわずらわしい公害である。近年緑の環境づくりとして、植樹が日本の各地でなされているのは喜ばしいことである。

六月五日から一週間は環境週間と指定されているが、騒音ということからの環境上の問題としてはどんなことがあるだろうか。

東京を訪れるアメリカ人は、東京の街が清潔だという。これはニューヨークやシカゴに比べての印象であろうが、東京では深夜に行われる道路の清掃作業が行き届いてなされ、また分厚い朝刊の束を街路上に捨てる都民がいないので、風に吹かれて地をはう新聞紙のないことが、外国からの旅行者にそういう印象を与えているものと思う。

ところで日本には至る所に欧米にはない騒音公害がある。日本の駅や駅前での度外れの騒音、空港の待合室での騒音、大きなアナウンスの声やバック・グラウンド・ミュージックなどは無意味である。欧米の駅や空港内、駅前の静けさになれている外国人は、何と日本は騒々しい国、音不感症ではないか——という印象をもつに違いない。騒音は空気の汚染同様に、私たちの神経をひどくいらだたせる。神経がとがり疲労する。まず健やかな環境作りの日本での急務は騒音のない環境を作ることである。

私は昭和六十三年五月に米国南部のニューオーリンズとダラス、ヒューストンを訪れ、各地の空港で飛行機の出発を待ったが、日本の空港のような騒々しさ、大きな声の放送はない。飛行機に乗り降りする人の数は多いが、騒音は日本にくらべずっと少ない。

JRになってからの東京駅新幹線のプラットホームでの列車出発のベルは少し静かになったといってよい。だが、上野の新幹線乗り場のプラットホームの騒音はまことにひどいものである。

デパートでのエスカレーターや空港のムービング・ウォークでの「足元にご注意」と繰り返すテープの声は騒音となるばかりで、あまり意味がないと思う。

昨年の秋、ミラノからローマへの列車に乗った。プラットホームが数多く並んでいるが、列車は時間がくると何のベルや知らせの放送もなく、音もなく静かに出発した。

日本の鉄道はどこでも時刻通りに出発するという信用を外国人から受けているが、新幹線のプラットホームのベルの音やアナウンスの声はもっともっと静かにし、性能のよいスピーカーを使って最小限度の放送にしてほしい。

難聴の方には、出発の時刻をはっきり明示するようにすればよいと思う。

音に対する感性が鈍い国民は、文化的国民とはいえないと私は思う。環境週間にあたって、日本が騒音公害から脱却するように国民全体が努力してほしいと思う。

いのちと時間

かぎりある未来の「時」をどう刻むか

日本人の平均寿命が延びて、人生八十年時代がきたといわれると、だれもが、自分も長生きしたいと思う。ただこれは女子で、男子の寿命はまだ七十六歳である。

貝原益軒は、八十四歳のときに有名な『養生訓』を書いたが、彼は人間の寿命百歳を定命とした。徳富蘆花は、人生を百とすれば、自分は半ば、五十歳になったと、正月に『新春』を書いている。

旧約聖書の詩篇第九〇篇には、「われらのよわいは七十年にすぎません。あるいは健やかであっても八十年でしょう」とある。この句のあと「その過ぎゆくことは速く、われらは飛び去るのです」と続く。

さて、私はここで「寿命」と「時」とを比べて考えてみたい。時間の長さの感じでは、人間は、年をとるにつれて時間が早く過ぎゆくように感じる。時間の長さは年齢に逆比例する。つまり、年寄りには時間が早く過ぎ去り、若いものではゆっくりと過ぎるが、この現象を「ジャネの法則」と呼ぶ。

ところが、ジャネ（一八五九—一九四七）より古く、益軒は『養生訓』にこう書いている。「老後は、若き時より月日の早き事十倍なれば、一日を十日とし、十日を百日とし、一月を一年とし、喜楽して、あだに日を暮らすべからず」と。

なぜ、若いものには時間が長く、老いたものには短く感じられるかということを私なりに考えてみた。人間は若いほど、とくに子供では、一日の生活が充実し、一日が興味をひく内容でぎっしりつまっている。私も小学校の時代には、夏休みは実に長かったことを思い出す。

ところが、定年退職したり、子供が成長して家を出て、老夫婦だけになると、一日の生活、一週の生活の内容は疎になり、充実した時間の連続でなくなる。だから、過ぎ去った時間はまことに短く感じる。

では老後は、どうすれば充実した生活の設計がなされるか。これはむずかしい宿題だが、大切なことである。

ゲーテと親交のあったシラーは、三十六歳のとき（一七九六年）に、次の詩を書き、これを「時間と空間―孔夫子の格言」と題した。孔子の書いた『論語』の中の言葉を自分の好みで解釈して、詩の題としたという説がある。

時間の歩みは三重です
ためらいがちに、未来はこちらにやってきます
矢のように早く、現在は飛び去り
永遠に静かに、過去は立ち止まっています

シラーはさらに、

君は幸福に、そして賢く
人生の旅を終りたいと思うなら?
ためろうものは、忠告するものと思い
それを君の道具とし給うな
飛び去るものは、友だちに選ばず
止どまるものは、敵にまわし給うな
(『シラー瞑想詩集』小栗孝則訳、小石川書房)

という言葉を続けている。

この言葉はまことに示唆深い。未来の近づく時の刻みは遅いというが、その未来に私

たちは何を望み、だれの示唆を受けて残り少ない生涯を生きようとするのか。

六月十日は「時の記念日」である。寿命は時の刻みで計られる。だが、人が生きる上においての将来と現在と過去の時の刻みの意味は違うことが、シラーの詩に示されている。心の中にどんな未来をもつか、それはめいめい一人ひとりの課題として考えなければならない。

第三の人生　定年十年前から生き方を組み立て直そう

六月の第三日曜日は「父の日」とされている。父の日は、母の日よりも遅くて、昭和二十五年ごろから父に感謝する日として子供たちに覚えられるようになった。もともとこれが米国で提唱され始めたのは一九一〇年、日本の明治の終わりにさかのぼる。お母さんは子育てのために子供に感謝されるが、日本の男性は子供の世話をすることが少なく、人間関係が疎遠になりがちである。

ところが、自然界には男性が子を産む生物があるという面白い話を最近聞いた。立ち泳ぎをする魚のタツノオトシゴがそれである。

この魚のメスは、カンガルーのおなかのような袋をもつオスの腹の中に数十個の卵を産みつける。オスは卵でぎっしりつまったおなかを抱えて一カ月もすると陣痛がおこって、おなかの中で孵化《ふか》した長さ数ミリの子がヒョイ、ヒョイと一匹ずつ飛び出す。出産はいとも楽に見えるのでタツノオトシゴの干物は安産のお守りとされるという。日本では、男は仕事に熱中して、女の産みの苦しみのわかる人はたまにしかいない。父のイメージの多くは、仕事、仕事、仕事で働きすぎた、毎夜帰りの遅い父の姿だと子供にいわれる家庭が多い。

日本では、学校を出て就職するや、男子の多くは、企業やお役所、自営の過重の仕事のため、生活が大きく支配され、親子の交わりの時間は少なく、家庭生活はいびつにされている。精神的充電にあてられる時間が、中年の男子にはきわめて少ない。ゴルフやマージャンも仕事のためのつきあいの産物である限り、リラックスできない。

このようにして、日本の中年の男子の多くは、出世や収入、名誉のための仕事やつきあいに忙殺され、学校を出てからの第二の人生は、人間としての自分の生きる目的とか、意義といったものが顧みられず、時ばかり速く過ぎて、定年がすぐくる。

定年、それは航海する大船を離れて、自分という一人乗りか、夫婦という二人乗りのボートに乗り移るときである。大海原の波の間にほうり出されて、自力でオールをこぐことが強いられる。

どこに向かって舟をこぐのか。舟に乗せられているのはわずかの資産か年金など。生きる上での羅針盤も持たず、生きがいとなる心の糧に欠けた自己にはじめて気づく。

六十歳の女子の平均余命は約二十五年、男子は少し短くて約二十年。つまり、六十歳での定年で、社会的責任や制約から解放されてから死ぬまでの予測年数が平均二十年は男子にある。七十歳まで生き延びた男子には、まだそれから先十三年の余命がある。

この定年後の二十年なり三十年の長い生涯は、第三の人生として、「父」や「母」が生きつづけることが許されているわけである。この第三の人生は、自分の意思と計画と趣味とで自分が選択する生き方を地でいける最後の人生である。

人間が生まれてから死ぬまでの間に、自分に問いつづけて生きることが許されるこの第三の人生こそが、その人の仕上げの人生だとすると、それをなぜ人間は定年十年前から問いつづけてデザインしないのかといいたい。

哲学者谷川徹三氏はこういっている。「生は問い、死は答え」だと。第三の人生をどう生きるかのデザインが、どう死ぬかの答えでもあろう。

ヘレン・ケラーに学ぶ

心やからだに痛みのある人の友となる

六月二十七日はヘレン・ケラーの生まれた日であった。一八八〇年、日本では明治十三年にあたる。ヘレン・ケラーは一九六八年に米寿を約一カ月後に控え亡くなられたが、盲、聾《ろう》、唖《あ》の障害を背負った彼女が、どう困難を克服したかという彼女の証《あかし》は、世界の国々に住む盲人だけでなく、感覚器や発語の障害をもつ人々にどれだけの光を与えたかしれない。

さて、人が、人生を自分らしく生きたいと願い、デザインしても、その人が視力や聴力を失うというハプニングが、その生涯のどこかで起こると、計画はまったく台無しになってしまう。

しかし、身体に障害をもつ人がどのように生きたか、その真摯《しんし》な生き方を人々に示すことができれば、それは同じような障害をもつ人々だけでなく、健康上問題のない人にも、人間には困難やストレスに対応できる驚くべきエネルギーが隠されていることに気づかされる。

ヘレン・ケラーについては「奇跡の人」という題で映画にもなったし、舞台でも大竹しのぶがサリバン先生を演じて好評だったのでどなたもご存じだと思うが、米国のアラバマ州に生まれた彼女は、二歳のときの熱病のために視力と聴力とを全く失い、家族とは手のタッチだけでコミュニケーションを保ったという。

ヘレンがあと三カ月で七歳になろうというときに、サリバン先生がヘレンの家に住み込み、ヘレンの教育を始めた。最初はヘレンに人形を抱かせ、目が見えず、耳が聴こえず、ものが言えない女の子の手のひらにDOLL（人形）という字を書いた。それをヘレンは自分の指を猿のようにまねて動かして同じ字を再現した。それを見てお母さんはびっくりした。次にサリバン先生はヘレンを井戸端に連れて行き、冷たい水をヘレンの手に注ぎ、手のひらに「WATER」と書いたという。このようにして、サリバン先生は触覚を通して言語教育を始めた。サリバンの愛に徹した熱心さとねばりが、ヘレンを驚くべき高い知性と感性とをもつ人格者につくりあげた。

ヘレンは一九〇〇年にはボストン郊外ケンブリッジ女子学院を経て、ラドクリフ大学に入学しているが、在学中の一九〇三年には、『私の生涯について』と題した自叙伝を書いている。その後ヘレン・ケラーは、マサチューセッツ州の盲人団体などで働いたが、世界の盲人の救済と教育に全精力を注ぎ、一九三七年、一九四八年、一九五五年の合計三回来日している。

目が見えなかったり、耳が聴こえなかったりする人の感性や集中力、イマジネーションは卓越したものがあると私は思う。それをヘレン・ケラーは鮮やかに実証している。人間が生きる上で、自然の素晴らしさや人間の心を理解する度合いは、感性がどのように養われているかによって決められるように思う。

一方、感性の高い人間になるには、心やからだに痛みのある人を友とし、感覚器や運動器に障害のある人の友となることである。

障害のあるからだに、健やかな心をもちつづける人と接触すると、私たちの心も健やかにはぐくまれるように思う。

自助と庇護　病から立ち上がる心を支えるもの

一七七六年の七月四日は、アメリカが独立宣言をした日で、この日はアメリカ中が、建国の日としてお祝いをする日である。イギリス領であった北アメリカの一三植民地が連合してイギリスに反抗し、分離独立したが、この背後には約十年の歳月にのぼるアメリカ独立革命の歴史があり、多くの住民の犠牲がある。

一七八九年には、初代アメリカ大統領にジョージ・ワシントンが就任したが、現在のクリントンは第四十二代目である。アメリカの独立宣言文の中には「すべての人間は平等につくられている」、そして譲ることのできない国民の権利として「生命、自由、幸福の追求」の理念が前文に掲げられている。この理念の宣言は、対内的にはアメリカ人を独立に決起させようとする檄文《げきぶん》の意味をもっていたとされている。

国家の独立のゴールは、その国民の生命と自由を守り、国民の幸福を追求するためだとすると、それはいわば人間存在の宣言ともいえるわけであり、どのような形態の国家の国民にも望ましいゴールである。

国民一人一人が、自分の生き方をデザインでき、当人さえ努力すればそのように生きることができるように、国家は国民を守る義務がある。

しかしそれを現実にさせるには、個性をもった一人一人の国民が、大きな申し合わせには協力して、めいめいをうまく対処させるという精神と、自分でない他者への配慮が必要であると思う。

私たちが自分の人生をデザインするというとき、その白い大きいキャンバス、生涯にわたって描きつづけられるキャンバスは、国家という人々の集合社会という地盤の上に立てられた三脚台に乗せられているということを忘れてはならない。

さて、私たちの生命の存在には、肉体の健康が必須《ひっす》条件である。健康な人間には、自由に行動するスタミナが与えられ、個人の努力で幸福を勝ちとることもできよう。

しかし、人間は、限りある寿命しか許されない生きものとして、完全な健康をいつも保持することはできない。所詮《しょせん》人間は、病気を自覚するとしないとにかかわらず、病気をする、障害をもつことから脱却することはできない。

健やかなからだに、健やかな心を宿すように、各自が祈り求め、努力することは当然である。だが、からだが病んだ人は、どうして心の健やかさを勝ちとることができるのであろうか。

私はこう考える。からだが痛み、心が悩み悲しみ、起き上がる気力を失ったとき、だれかが、もしそれを周辺の親しいものから得られなければ、社会が、その身も心も傷んでいる人間を支える配慮をし、国家がその社会を支える政策をたてなければならない。

一方、支えを受ける側として考えねばならぬことも多い。病気に耐え、気丈に生きるには、何を心の支えにすべきか。絵を描く技法に似た生き方の工夫がいる。アメリカの独立宣言文の起稿をした五人委員中のベンジャミン・フランクリンは、「天は自ら助くる者を助く」と言った。彼は、政治に関与したほかに、避雷針を発明し、アメリカの図書館、大学づくりなど、文化の面に大きく貢献した知恵ある実践家であった。

このフランクリンの言った自助の精神は、日本でも福沢諭吉ほか明治の人の多くが受け継ぎ、彼ら自身の人生をデザインするとともに、民衆にも影響を与えていったのである。

エイズ　患者と共存しながら蔓延を防ぐ教育を

夏が始まると日本三大祭りの一つといわれる祇園祭が京都で行われる。一方、七月十四日に日本で祝われるパリ祭は、一七八九年のフランス革命記念日である。

京都の祇園祭も外国からの観光客にはかなり知れわたっている。何台かの鉾《ほこ》が街を縫って運ばれる光景は壮観である。この祭りはもともと貞観《じょうがん》十一年（八六九）に悪疫が全国的に流行した、その消滅を祈念して営まれた御霊会に始まるという。

私は戦前、京都で十二年、高校・大学の学生生活を過ごした。当時高い鉾からはちまきが群衆に投げられ、拾った人はこれを自分の家の玄関に張りつけて厄払いをした。

日中戦争のころ、私は京都市の伝染病院でしばらく働いたが、梅雨があけるころから、大人の赤痢患者とともに、子供の疫痢《えきり》患者が毎日続々と入院する。疫痢は赤痢に似た下痢と中毒症状を伴う伝染病であるが、かかった子供の四割近くが死亡するという命とりの病気であった。

これらの患者に対して、当時の伊沢院長は、日本で最初に静脈内点滴注射を発案された。これで子供を助けることに成功した例もあった。

夏から秋の終わりまでこの伝染病院に臨時勤務するうちに、ほとんどの種類の伝染病を扱った。知らないのはコレラとペストくらい。短期間に蔓延《まんえん》し、多くの人の命とりとなる病気のことを疫病と呼んできたが、この地球上の最大の疫病は黒死病といわれたペストであった。

欧州では十四世紀にペストの大流行があった。数年前、ウィーンを訪れたとき、大寺院の地階にペストで倒れて積み重なって白骨化した残がいを見て戦慄《せんりつ》を感じた。治療法がなく感染した人々はみな死んでいった。避けるにはペストの流行した街を逃れて田舎に行くほかすべはなかった。

近代医学はすべての疫病を癒《いや》すと期待された今世紀の末近くに、ニューフェースの悪疫としてエイズが現れ、アフリカから欧米に、そして日本にも上陸した。これを世紀末的疫病と警告する人も少なくない。私たちは、自分の健康を考える場合、家族や社会、国家、さらに地球という大きな立場からの健康づくりをしないと、エイズのようにまだ治療法のないビールスによる疫病には太刀打ちできない。ペストやコレラは感染するとすぐ発病するが、エイズは感染後八年くらいしないと症状が出ない。その間、性的接触やその他のことで感染が広がる。受診して、エイズのビールスのキャリアだということがわかれば当人の自覚で広がりを防げるが、受診しない人が大部分だとなると自他ともにわからない状態でエイズが蔓延する。

いま日本にはエイズの発病者が六八五人、すでに感染をうけ将来発病する者が二九〇〇人を超える（一九九三年十二月現在、厚生省エイズサーベイランス委員会発表）。ＷＨＯの報告によると全世界では感染者は八〇〇万人を超え、アジア地域の増加率が高く、ＨＩＶ感染の蔓延は大きな問題であるという。

いままでの疫病は、患者を強制隔離し、主な治療法は化学療法であった。しかし、こんにちのエイズ対策は、不幸にしてかかった人と共存する中で蔓延を防ぐことを目指さなくてはならない。これは患者と周囲の人の教育で蔓延が防げる。そして、そのためには、国民はしっかりした教育を受け、実践することが必要である。

社会の中に病気が入り込んで一緒に生活する中で、感染を予防するという長期戦が展開されなければならない。これは二十一世紀での健康保持上の最大の課題である。

自殺を避ける術

うつ病の早期治療で悲劇を防ぐ

私が毎日通っている東京都中央区築地の聖路加国際病院の一角に、芥川龍之介の生誕の記念碑が建っている。出生は明治二十五年三月であるが、昭和二年の七月二十四日に睡眠薬を飲んで自殺し、枕の下には聖書が置いてあったという。

この命日が河童忌といわれているのは、死亡した年に書かれた風刺小説『河童』に、作者の当面していた生きる苦悩がそのままの形で出ているためだといわれている。三十五歳での死であり、死の五年前から神経衰弱、不眠、胃腸病で療養していたといわれるが、いまの医学から推察すると、うつ病、あるいは〝心身症〟だったかもしれない。

六月十三日は太宰治が三十九歳で玉川上水に愛人と入水心中した日だが、彼は肺結核と不眠を病み、遺書には「小説を書くのがいやになったからだ」とあったという。彼の死後四十年もたっているが「人間的な傷つきやすさと敏感さ」が今日の若者の心をとらえ、桜桃忌には三鷹の禅林寺の墓前は若者であふれるという。『桜桃』は死亡直前の短編である。

感性の高い作家には、悩みが一段と強いのかもしれないが、年配の作家の中で自殺した川端康成（死亡七十三歳）も長い間不眠に悩まされたが、このノーベル文学賞受賞作家の睡眠薬による自殺は、うつ病ではなかったという説もある。

昭和六十三年に亡くなった田宮虎彦は、戦前私の学んだ京都の第三高等学校の出身で、私の一つ下の学年だったが、彼は七十六歳で東京・青山のマンションから飛び降り自殺した。田宮氏は死亡の三十二年前、四十四歳のとき、愛妻をガンで亡くされ、以来独り暮らしをつづけた。妻へのあきらめられぬ思い出を『愛のかたみ』として昭和三十二年に出版した。老いた心の中には、死んでから妻に会いたいという気持ちがいっぱいだったようである。老いて脳梗塞《こうそく》を病んで入院し、以来小説が書けなくなったと悲しみ、友人の鈴木悌一さんへの遺書には「手がしびれてきた。病気が再発したらしい。鈴木さん、先立つことを許して下さい」とあったという。

若い人の病的自殺の主な原因は、うつ病またはうつ状態である。昔は神経衰弱とも呼んだ。しかし、老人には案外とうつ病が多く、仮面うつ病といって外にはからだの症状が出て、精神症状が目立たないものもある。朝なかなか起きにくく、気分がふさぎ、不眠がつづくという人は、ぜひ専門医の診察を受けられることをすすめる。

うつ病になると、能力のある人でも自信をまったく失ってしまい、生きる気力をなくする。作家などでは原稿が書けなくなることは、その人に致命傷を与える。

平成四年度の自殺者は二万六三九人で、戦後最高だった六十一年より五〇〇〇人余り減ってはいるが、死因の第七位を占めており、高齢になるに従ってその割合はふえている（『国民衛生の動向』一九九三年）。

その原因の一つは、豊かさの中での老人の生きにくい世相、もう一つは、うつ病または仮面うつ病にかかり、その上に生活上のストレスが加わり、自殺に至るということである。

このうつ病は診断さえ早めにつけば抗うつ剤で治療できることを、若い人も老人も知ってほしい。

言葉と手紙

手で書かれた「ふみ」の中のさまざまな人生

陰暦の七月のことを「ふづき」または「文月《ふみづき》」ともいう。七夕に詩歌のフミ（文）を供えることから文月という言葉が生まれたという説もある。七月二十三日は「ふみの日」だったが、これは二三（ふみ）の数字と七月の「文月」（フミ）とをとってのとりきめである。

最近は、若い人の間では声によるダイレクトタッチが、恋文より刺激的で手っとり早いとされているが、これは近いうちにはテレビ電話となり、聴覚と視覚に訴えてのコミュニケーションとなる。それは確かであろう。

しかし、自分が書いた言葉で相手の人に心を伝えることのゆかしさは、いくら時代が変わっても続けたいものと私は望んでいる。

国内や外国に勉強に出ている息子や娘からの便りを読む母親や父親の喜びの気持ちは

いつの時代にも変わりはないが、古い友人からの便りも心楽しい。たとえその手紙の中に人さまざまの悩み、悲しみ、寂しさがこめられていても、それが書かれた言葉としてふみの中で伝えられることは何と素晴らしいことか。

心の思いを言葉に表現でき、それを人に伝える、そんな友のあることは幸福なことである。人間は考える葦《あし》だとパスカルはいったが、その考えや思いが、言葉で表現され、伝えられる。それは手紙やはがきに記《しる》されて送られる。それを読む人との間には、人と人との心のつながりが作られる。それが本ものの連帯である。

「みずぐき（水茎）のあともうるわしい」といった古き表現があるが、言葉で人に語りかけ、字体で人をひきつけられる人はいいなと思う。

私自身、日常の仕事に忙殺されていてできないことだが、同級生が最近書を創《はじ》めたという話をクラス会で時々聞く。

年をとってからも、何かを創めることは、老化の進行を防止し、老人を孤独から連れ戻し、生き甲斐《がい》を感じさせることが多い。私は「老いを創《はじ》める」という言葉を作り出して、好んで使っているが、これは私が哲学者マルティン・ブーバーから学んだものの考え方である。

私は先日、インドのタゴール（一八六一―一九四一）の展覧会を見に行った。彼はアジアでの最初のノーベル文学賞の受賞者であったが、六十八歳の時から絵を画《か》きはじめ、八十歳までにかなりの絵を画いた。展覧会で見たタゴールの肖像画やその他の絵には老いのイメージは全く感じられない、斬新《ざんしん》なものを感じた。

年をとってから絵を画く、編物や彫りものをする、焼きものをする、字を書くこと、歌を詠むことなどを創めることによって、新しい世界が前方に展開されると、人はリフレッシュされた思いで生き続けられるのである。

そして、たとえ書いたもの、作ったものはそれほど立派でなくても、親しい友に自分をさらけ出す意味で、絵や字やその他の小さな作品を見せ合うのも楽しいことである。

語る言葉を、そして字に表現された言葉を大切にする。このことは、その国の文化の中でも最大なものと思う。音楽や絵やその他の作品は、文字でない言葉が心として表現されたものである。この生きた「言葉」はワープロという新兵器とどう競合するか、このことは今後、日本人にとっての大きな課題である。

義務教育と生涯学習

何をどう学ぶかこそ、生き方の選択

八月三日は日本の学制発布記念日である。日本には寺子屋式やその他の私塾が明治以前に各地にあったが、明治五年（一八七二）に日本最初の学校制度を定めた法規が公布された。これは欧米の学制を参考に起草されたものである。

私は十数年前、北海道の無医村に夏季休暇を利用して出かけたことがあったが、その辺地の小学校が百年の歴史をもっていることを知り、明治維新の若い政治家の革新的な行政に驚いたことがある。

第二次世界大戦前の日本の義務教育は八年の初等教育であったが、戦後の改正で、六年の小学校と三年の中学校、通して九年の義務教育となった。

平成五年には中学を出たものが高等学校へ進学する率は九六％を超え、また短大や大学への進学率も三四・五％に達している。

これは、先進国の中でも優位だと思うが、高等教育を受けた者が多いというだけでは自慢にならないと思う。米国その他の先進国では、外国からの難民や移民を数多く受け入れているので、それらの国では、日本のように国民の教育レベルを一様に高めて進学率の高さを誇るということはできない。

問題は学校を出たからといって、それを誇りとするのではなく、学問が身に付いているかどうかである。日本の大学生の中には、在学しているのは名前だけで、試験は友人のノートのコピーで一応受けてパスし、在学期間の大部分は勉学より遊びや遊びのための小遣いや旅費かせぎのアルバイトの時間の方がはるかに多い学生が多い。入学試験さえパスすれば、大学はトコロテンのように押し出されて卒業だけはさせてもらえる学生数が日本にはあまりにも多い。米国では大学生の勉学は日本よりも評価が厳しいようである。これは日米の大学間の大きな差である。

日本の大学では知識を授けるという点が重要視されるが、大学教育はもともと広い教養とともに将来専門領域の勉強を続けていくための学習方法を学び、学習行動を習慣づける場であるはずである。したがって、大学では量多く学ばなくても、学習の方法を身に付けることが大切である。大学は学問を教える所だと理解する人が多いが、学問することを英語ではlearning（学習）といっている。

ここで学んだ学習の心と態度、習慣が生涯続けられてこそ、はじめて大学の意義が生じる。大学を出なくても、義務教育の中卒であっても、その人が社会に出、家庭に入ってから自己学習を続けることができれば、その人は在学中よりももっと充実して成長するのである。

今や夫婦の間に生まれる子供は平均一・五三人という低い数を示し、交通機関や家庭電気器具の進歩、料理の省力化、食品貯蔵の簡易化、外食などのおかげで家庭の主婦には時間が過剰なほど与えられている。サラリーマンも次第に週五日制となり、定年後の年金生活では男も女も時間があり余ってくる。

子供のある主婦も、病人や不自由な老人を家にかかえることさえなければ自分で使える自由な時間が十分すぎるほど与えられている。このような時代を見通して、政府は文部省に生涯学習局を設置させた。これは臨教審の強力な提言による成果である。

何を、どう生涯を通して学ぶか、老いてから何を学び始めるのか。生き方のデザインがすべての人に許される時代を迎えて、この生涯学習の内容の選択こそは人間の生き方の選択にもなるのだと思う。

ハートの日　文明国家の病から心臓を守ろう

日本心臓財団は八月十日を「健康ハートの日」とし、この日を日本の健康の祝日とするよう運動を展開している。八月のハーと十日のトをとって健康ハートと読むわけである。

からだの健康だけでなく、心の健康も含めての意味では、「健康ハートの日」は意味深い。

この日本の財団は、世界心臓財団の加盟団体だが、先進国の中で、加盟はやや遅かった。これは、日本では心臓病による死因のランキングは、死因の第一、二位を占めている脳卒中やガンに比して、ずっと低かったためである。欧米諸国では、長年心臓病による死亡数は他の疾病死よりもはるかに多く、その意味で心臓病は文明病ともいわれてきた。

なぜ、医学が進歩し、栄養もよい文明国では心臓病死が多いかというと、食事に動物性脂肪（飽和脂肪酸）が多く、その上、糖分も多量にとるからである。両者とも摂取量は日本人の平均の二倍にものぼっている。

そのような欧米食は血液中のコレステロールや中性脂肪を増やして動脈硬化を促進させ、心臓に分布し心筋を養う冠状動脈の内腔を狭くして、狭心症や心筋梗塞を起こすのである。また、糖分のとりすぎは糖尿病を招いたり、中性脂肪を増やして、それからも動脈硬化を進行させる。

ところで、米国では、日本人に心筋梗塞などによる心臓病死が少ないことに注目して、動物性脂肪をずっと制限して、植物性脂肪を増やし、糖分も控えめにする日本食に学ぶ運動が十年あまり前から行われてきた。それに、米国では近年、禁煙運動も盛んで、喫煙者は国民の三割程度にすぎない。

そのようなことから米国の心臓病死は近年明らかに下降している。ところが逆に日本では嗜好《しこう》は欧米型になり、子供の時から動物性脂肪やバターや糖分を過剰にとるようになってきた。そのため、日本では年々心筋梗塞や狭心症患者が増える一方である。とくに目立つのは四十歳、五十歳代の働き盛りの男子の発病である。女子はもともと男子に比べると心臓病死の頻度は少ないが近年はだんだんその数が増加しつつある。

文明国家というのは、生活が便利で能率がよい国家のことをいう。食生活の面からいえば肉食、糖分が多いこと、食べすぎ、それにアルコールやたばこなどの嗜好品が豊富にある。それに文明生活がもたらす人的ストレス、自動車にばかり乗って運動をしないなどの危険因子が重なると人は心臓病となり、急死もよくおこる。

米国はいまや昔の日本食を指向しているのに、日本人は在来の欧米食指向となり、喫煙率も先進国中の上位にあり、約六割の男性がたばこを吸っている。子供の時代から過食や脂肪食のとりすぎがつづくと、三十年後の日本人は米国のように心臓病で倒れるものが多くなろう。

日本は昭和六十年以降心臓病死はガン死に次いで死因の第二位まで上がってきた。このままでいくと近い将来、第一位になりかねない。

日本人の経済的豊かさが、食生活を欧米化させる。この危険因子に対して警告を放ち、食生活を改め、たばこをやめ、車の生活から歩く生活、そして運動により精神の緊張をほぐすような生活スタイルに早く変容すべきだと思う。八月十日は、このことを国民に浸透させる「健康ハートの日」として、国民一人ひとりの心に銘記される日、そしてこれが祝日となれば万歳である。

終戦記念日　耐えることを経験しない豊かな時代の不幸

八月十五日はいうまでもなくわが国の終戦記念日である。たび重なる空襲で東京は焦土と化したが、そのとき私の勤めていた聖路加国際病院は、のちにマッカーサー元帥の司令部（ＧＨＱ）がおさまった皇居前の第一生命ビルと同様に空襲を免れたので、銀座から聖路加の十字架の塔がよく見えた。戦争中、東京に一晩に何回か空襲があるときは、この病院は京橋辺りの住民の避難所にもなっていた。米爆撃機Ｂ29からビラがまかれて、聖路加病院は爆撃しないということを予告していたからである。それでも夜になると、六階の小児科病棟の子供たちは妊婦とともに地下室に移していのちの危険を避けた。

敗戦が決まると、この総合病院の入院患者は、二週間のうちに退去を命ぜられ、病院はアメリカの陸軍病院として接収された。八月十五日の正午ごろ、ラジオで特別放送があるというので、病院の職員は全員礼拝堂の前の広いロビーに集まった。天皇陛下の声がスピーカーから流れ、敗戦のための白旗を掲げざるを得なくなったことが伝えられた。一同すすり泣きをしたが、心の底には将来への不安をもちながらも、ほっとした気配が地を這《は》うように感じられた。

聖路加国際病院の月光を浴びた十字架の塔は、灯火管制下に敵機の空襲の目標となるとの軍の通達で金の十字架を切りとることが強制された。また、昭和八年に病院が建設されたときの礎石には「神の栄光と人類奉仕のため――」（徳川家達公の筆になる）と刻まれていたが、神の栄光とか人類という文字は、いずれも天皇より優位にあることを示す不敬語であるといって撤去が指示された。しかし、礎石を取り去ることはできないので、畳一枚の石板で覆う措置をとらざるを得なくなった。また、キリストの弟子ルカにちなんだ「聖ルカ」の名は改名を命じられ、戦争の後半は大東亜中央病院と改称されるに至った。

子供も大人も栄養失調になり、足はひどくむくんだ。電車を待つ人はみな地べたに新聞紙を敷いてしゃがんでいたし、電車の中でも座席のない人はみな床にしりをつけていた。肉や卵、魚などはなく、芋やかゆをすすって最低のカロリーをとっていたので、栄養失調で急死する人も少なくなかった。

その代わり当時は糖尿病や痛風はなく、心筋梗塞や狭心症は実にまれであった。子供はタンパク質が不足し、冬はだれもハナをたれ、皮膚はしもやけに悩まされた。

物の豊かな現在と比べると、天と地の差である。しかし、そのような困難な状況に耐え得た大人は、今日古希以上の年齢を迎える老人になっている。

私たちは戦争中、さらに戦争後の十年間は食べるものも着るものも乏しく、耐えに耐えて生をつないだ。物のあふれる時代の人の不幸は、耐えることを経験しないということだ。患者を英語ではペイシェントという。〝耐える人〟という意味でもある。戦争中耐えることを学んだ人は、地球の各所で苦しみに耐えている人の心がわかると思う。物が多いと、貧しい人の気持ちをいたわる感性が養われない。物の豊かさは人間に大切な感性や耐える心を失わせる。富める文明は、人間にとっては不幸ともいえよう。

北米のホスピス　生涯の終わりに贈る優しく気高い愛

人間の一生の中で、一番悲惨な時期といえば、それは人によって当然違う。中国への修学旅行中の列車事故で息子や娘を失った両親、ジャンボ機墜落で生き残った小学生、実業家の不覚の破産、手術事故による夫の死亡、輸血によるエイズの感染など、個々の人により、大なり小なりの悲しみにぶつかることが少なくない。しかし、すべての人間が必ず直面する悲劇といえばそれは何であろうか。

私は過去五十年余り内科医としての臨床にたずさわってきたが、最近つくづく感ずることは、病む人間、老いる人間の病院での末期の姿の悲惨さである。人間は死ぬということは避けられないが、終末近くの残された短い日々も、医師、看護婦、その他の医療従事者の死にゆく患者や家族へのアプローチの仕方で死を悲惨さから解放させ得るのである。

呼吸が不規則になり、血圧が下がり、どのような高度な医療技術でも病人を死の川からひき戻すことができないことが確認できた時、安らかな死を当人に経験させる手だてはいろいろ考えられる。それは、いわゆる「安楽死」ではない。ただ痛みなどの苦しみは十分なモルヒネなどで止めることが必要だが、患者を苦しめる検査や気管内挿管、その他救える望みのない蘇生術などをするために、患者から家族や愛するものを離し、家内工場の作業場のような病室で、患者を孤独のうちに死なせるようなことをしてはならない。そういう中で死を迎えることは当人の生涯での最大の不幸といえよう。否、当人だけの不幸というより、その家族にとっても耐えられない悲惨事である。

私は、昭和六十三年七月から八月にかけて二週間近くカナダとアメリカ合衆国北部の六つの都市を訪れて、諸々のホスピスを見学した。

訪れたどのホスピスも、死にゆく病人〈その多くは治らないガン末期の患者、また場所によってはエイズ患者も含まれるが〉の残されたいのちの質をできるだけ高く保たせるために、医師、看護婦だけでなく、栄養士、ケースワーカー、カウンセラー、宗教家、音楽療法士、さらに多くのボランティアが協力して、病人の心を支え、今日生きる望みを感じさせるように優しく愛の世話をしているのである。

英国には約二〇〇、北米には一五〇〇ものホスピスがあるのに、日本では厚生省の認可した緩和ケア病棟を有する施設は一二にすぎない。カナダのモントリオールのロイアルビクトリア病院では、病棟の一部を緩和ケア棟と呼び、事実上死の近いガンと知った患者を収容していた。廊下では音楽療法士が静かにピアノを弾き、音楽により病人の心を安らげていた。

アメリカ合衆国のホスピスは、病院の一部に若干のホスピス（緩和ケア）病床をもつが、主力は医師、看護婦、栄養士、ソシアルワーカーなどが在宅の末期患者を訪れて、肉体的苦しみを取りつつ、単なる延命よりも、精神的な支援をし、病人に心の安らぎを得させている。入院施設のあるホスピスには家族も泊まれるし、犬や猫のペットも見舞える。

死が半年以内と医師に診られた患者を、平均二、三週間入院させて、痛みなどの症状が落ち着けば家庭に帰して、看護婦が訪問して在宅療養を続けさせる。家人の手が少ないところにはボランティアが訪問して助け、話し相手にもなる。カナダのホスピスでは音楽療法士が、音楽により病人の心をやすめていた。これも人生における一番大切な時期のデザインである。

私が理事長を務める㈶ライフ・プランニング・センターは、平成五年九月に日本で最初の独立型ホスピス「ピースハウス」をオープンした。昭和六十年に計画して以来、九年がかりで実現にこぎつけたものである。英国やオーストラリアなどに負けない心のこもったケアを提供したいものだと頑張っているが、欧米と違って社会からのバックアップシステムが期待できない日本では経営上の困難は明白である。しかし、人生の終末に、患者から苦しみをとり、心に安らぎを与える療養、それこそ、有終の美を患者に贈るケアであるとの思いで日々取り組んでいる。

気象情報と健康情報

医師の言葉を生活に上手に取り入れる

近年の夏は全国的に雨が多く、山や海で休暇を過ごそうとしていた多くの人々と、山や海の家の業者を泣かせるような悲劇がほうぼうに見られる。

昔は、盛夏に台風が訪れることはあまりなく、二百十日を台風襲来の恐れのある日として、農家だけでなく、町の中に住む人も、この日を毎年覚悟して迎えたものである。

立春から数えて二百十日目の日というのは太陽暦の九月一日ごろに当たり、この時期は稲の開花期と同じころなので、農家の厄日として注意を促すために暦に記載されたらしい。

昔は、今日のように気象情報をラジオやテレビで刻々と受け取るシステムがなかったので、大雪の被害が局地に終わったり、台風の進路がそれたような場合は、ほかの土地の人にはまるで知られることがなかったから、二百十日だけが注目されたようである。

昔から農家では二百十日を警戒したが、統計的にはこの日がとくに台風が来襲しやすい特異日ではなく、近年は気候の変動により本土を襲う台風は二百十日以前、すなわち八月中のほうが多くなっているという事実がある。

ところで最近は、気象の予報が非常に微に入り細にわたり、学術用語も使って巧みに気象説明され、テレビでは地球を上からのぞくように雲の動きを見せてくれる。降雨については四〇％とか二〇％などと数字を使って表現される。

気象や地震の予報にはずいぶん難しい点がある。素人的にいえば、当たり外れがよくあるようだが、病気の診断や治療の見通しについても同じことがいえる。患者さんの方は、今の医学は科学として高度に発達していると思っているが、医師のほうから言わせれば、患者から十分な情報が得られないと確かな診断や予後（見通し）をつけることができない。

また患者は医師から病気や食事について一般的なことをいわれても、具体的な指示がなければ、病院から帰ってよく考えてみるとさっぱり見当がつかないということになる。

だいぶ前の話だが、地球物理学者でかつ気象学の大家、日本学士院院長までやられた和達清夫先生とＮＨＫで対談したことがある。そのとき、大病をわずらわれた先生から非常に印象に残る話をお聞きした。

先生はこうおっしゃった。「気象情報というのは、今夜からこの地方では気温が少し下がるというように一般的なことをいう。だが、経験のある農夫は気象情報を聴いて、自分の畑は山の陰の谷にあるので、一般の土地より気温の下がり方が大きい。だからうんと冷え込むと考えて、畑にはむしろを一面にかけて霜に備えたほうがいいと予測して行動する」と。先生は、患者もまた自分のからだを平素からよく観察して、医師の言葉を上手に自分に適用しなければならないとおっしゃった。

気象学の大家が農民の知恵を大切にしたように、医師もまた患者の訴えをよく聞いて、できるだけ多くの情報から病気を診断して患者を指導すべきだと思う。一方患者も自分が得られる情報はできるだけ正確に読み取り、医師に伝えると同時に、医師の言葉を上手に自分の生活に適用してほしいと思う。

リハビリ会議に思う　「世話される」日は誰にも必ず訪れる

昭和六十三年九月五日から九日まで、アジアで初めての第一六回リハビリテーション世界会議が東京で開かれた。世界各国からの二千余人の参加者のうち二百余人の身体障害者が出席し、学術プログラムのほかに、障害者問題などを扱った映画祭、その他の行事が行われた。

英語のリハビリテーションは、もとの生活状態へ復帰させることを意味する。この言葉は〃ハビリス〃すなわち、人間らしさ、または人間の資格と権利を再び（リ）取り戻すというラテン語に由来している。社会的には、更正・社会復帰ということにもなる。

身体障害者のリハビリテーションとは、第一次世界大戦直後（一九一八年）に、傷病兵の社会復帰のために欧州で考えられたプログラムであるが、第二次世界大戦（一九三九—四五）後、戦争障害者が激増したので、このリハビリテーションは日本でも医学界や厚生行政上大きく取り上げられるようになった。今では先天性の異常、後天性の病気や交通事故などによる身体障害者のためにも、文明国では重要な課題として取り組まれている。

リハビリテーション世界会議への身体障害者の参加については、車いすの介助や視覚障害者の手引き、聴力障害者の手話、移動の付き添い、空港への送迎などに多数のボランティアが必要だったが、障害者が一人で安全に外出できるような環境が日本にはできていたであろうか。高齢の人の多くは、ある意味で身体的欠陥をもち、十分な社会的復帰が望めないのはやむを得ない。だが、シルバー・シートさえ若い人に占領されていることの多い今日、心身に何らかの障害のある人への思いやりの念が、日本人には自然の行動になるように訓練されなければならないと思う。世界会議があるからといって、急ごしらえのボランティアのかき集めであってはならない。

しかし、このような会議が日本で開催されたことは、日本人の眼を開く機会を与えるということで意義深いと思う。

米国では、昭和二十二年（一九四七）にリハビリテーション医学の専門医を作り登録する制度が発足したが、日本ではその三十三年後（昭和五十五年）に、リハビリテーションの専門医制度が誕生した。過去十年間には国立や民間のリハビリテーション施設が作られ、医師のほかに理学療法士（PT）や作業療法士（OT）が誕生している。

私はカナダのリハビリテーション施設をいくつか訪問したことがあるが、子供や老人の施設また精神病院にも音楽療法士がいて、治癒は望めなくても、生きる価値を当人に感じさせ、少しでも生きている間の生活の質を豊かにするための医学的、心理的、社会的配慮がなされている。日本の医学は進み、一般人の文明生活は世界でトップレベルに追いついたが、心身の障害者、社会的弱者に対して、いとおしむ心と行動の国民的レベルはなお低い。

私はよく看護学生にこう話す。「あなたが老人を世話（ケア）するように、あなたも世話される日がきっとくる」と。

心身障害者や精神病者を世話する施設、老人ホーム、ホスピスなどを自分たちの住む地域に迎えることを誇りとする日が近いことを強く望む。今、健やかな若者も老人も、いつか自分が社会復帰できぬ障害者となることがあることを心して生きなくてはならない。

文明国の怠慢

聴診器・血圧計もない救急車のお粗末さ

K市の小学校のかつての恩師から、九十歳を超えても視力を除いて、からだに支障はないという便りをいただいた。そこで私の親しい眼科教授を紹介し白内障の手術を受けられることをすすめた。

それから間もなく先生の急逝の報に接した。朝の散歩中に路上で転倒、頭がい骨骨折後の脳内出血で死亡されたとのことである。

私の病院に毎年のように入院してドックを受けられた老人があったが、その退院日に私は、「八十歳にもなられてこんなにすばらしい健康をもつ方は少ない。あなたが毎日どんな食事をとり、どんな暮らし方をされているかを知りたいので、書いて送ってください」と頼んだ。ところが受診三週間後の新聞の死亡欄にその老人の名が報ぜられた。私は驚いて家の方に電話したところ、二階の階段から落ちて急死とのこと。

老人は、からだのバランスをとることが下手になり、片足では二秒と立っておれないことが多い。だから凹凸のある道路や、階段からの足の踏みはずしで、すぐ転倒したり、落ちたりする。老人が更に長寿を保つには、日常生活の中でバランスをくずして倒れないよう、よほど注意して行動しないと、いつ事故が起きるかわからない。これは戸外でなくても屋内でもよく遭遇する。

そのような場合、意識さえあれば、大声をたてて人を呼ぶか、電話のあるところまではってゆき一一九番にダイヤルすれば救急車はすぐ来る。

九月九日は九九の日、すなわち「救急の日」である。この日を特に覚えて万が一に備える配慮をすることはよいが、かけつけた救急車の方がわが国では問題である。

東京都では、一一九番を呼び、住所と名前を知らせると三〜五分以内に救急車がサイレンを鳴らしてかけつける。そしてコンピューターの指示で、その近くの救急施設で病床が空いて入院できる病院に運んでくれる。

かけつけた救急士は、もし脈がふれにくければ、心臓を聴診して心臓が動いて音を出しているか、血圧はどの程度に下がっているか、調べる必要がある。脈はふれても、上腕の動脈上の血管音を聴診して、その血管音がよく聴こえなければ、危険なショック状態だとわかる。これを救急士が判断して何らかの救命処置をし、血圧を上昇させ、気管内に酸素を吹き込ませ、つまり現場で救命して病人を早く入院させなければならない。

この血圧の評価には、聴診器を使って血圧を測らなければならない。血圧が測れないほど血圧が下がったままで患者を運ぶと、患者が病院に着いた時は植物状態となり、一時止まった心臓はまた打ち直しても、脳死が起こる。

これを防ぐには、出先や車中で聴診器で血圧を測らなければならない。それなのに日本国内の救急車は一九九二年までは、酸素吸入のボンベはあっても血圧計が置かれてなかった。東京の一部の救急車には電子血圧計が置かれてあったが、これは自動車が走ると、振動のため血圧測定は不能となるといったものである。

今では、私が指導する各地では家庭人が聴診器を使って自分で自分の血圧を測っている。一般の素人がやっているのに、救急車の中には救命用具としての聴診器と普通の手動の血圧計を一九九二年までは備えていなかったことは、もの笑いにされることである。血圧を測るには医療関係者でなくても測定法さえ習えばだれにもできることである。

ガンは避けられる　生活習慣を改めることで予防できるガン

九月はガン征圧月間である。ガンの早期発見や、ガンの予防に関して全国的に公私の行事が催されることが多い。

日本人は、文化国家の中では胃ガンの発病率ならびに死亡率が最も高いという事実が長年あり、このために胃ガンの早期診断上の優れた胃のレントゲン撮影法（二重造影法）と胃の内視鏡検査が発達している。内視鏡でのぞいて怪しいと思われる胃の粘膜の病変があれば、内視鏡の先にある組織をつまみとる装置で怪しい組織をつまみとり、それを染色して顕微鏡下にガン細胞を調べる。これを生検（バイオプシー）という。

からだの外から見たり、内視鏡で胃や大腸や膀胱《ぼうこう》壁、子宮膣《ちつ》部をのぞき、疑わしければそこの組織をとって調べることは、ガンの一番早期の診断法である。

このような内視鏡やレントゲン撮影、生検などで調べられるところのガンは早く発見できる。からだの深部をみるには、放射性物質を静注してそれがガン病巣にとり込まれれば、これはシンチグラムという放射能に感じる装置で、病巣の有無がわかる。

このような方法でガンが早期に発見されると、早期手術や早期放射線療法が始められ、ガンは治癒することが多い。

しかし、内視鏡をのんだり挿入したり、バリウムを飲んで造影撮影をしたりすることができない臓器ではガンの発見が遅れる。ガンが広がるか、ガンから特殊な物質が出て血液に入れば、これを種々のテストで捕らえることができる。

早期にはなかなか血液反応ではわからず、外にも内にも顔を出さないというガンは、手術や放射線照射で早期に治すことはできない。

前立腺《ぜんりつせん》ガンなどは、アメリカの老人の過半数にあるといわれているが、ごく早期に発見しようと思えば、前立腺を無作為に生検して、運よく病巣の組織がとれない限り、早期には発見されない。

その時代にできる最も進んだ検査法を用いても、始まりを発見できないようなガンは、病気が進むのを待つほか手がない。ガンのごく初期にガンの化学療法や手術をすれば大抵のガン患者は助けられるのである。だが、これができないものについては、定期的に人間ドックの受診をしても、早期にガンを発見することは難しい。このようなことを頭において、どこまで人間ドックに期待できるかを皆勉強しなければならない。

最近、日本人の胃ガンは早期発見されるものが増えたが、日本人の胃ガン発生率も下がっている。これは日本人の食事内容が欧米化されたことや、塩分のとり方が減ったり、あまり熱いものをとらなくなったためで、これは習慣の変容に関連して起こったことかもしれない。

一方、肺ガンや前立腺ガン、大腸ガンは欧米人に多いが、これらが増えるのも、欧米人の食習慣に日本人が近づいたためかもしれない。

しかし、肺ガンの中には、確かに喫煙と関連して発生するという肺ガン（扁平上皮ガンと小細胞ガン）がある。もう一つの種類の肺ガン（腺ガン）は、それがなぜ起こるかよく分からない。しかし少なくともたばこに関係して発生するガンがあるのに、たばこを吸い続けるのは愚かである。

予防できるガンには、めいめいがこれは自分のことだと考えて、予防手段として禁煙されることをすすめる。

老人国家と病気

北欧で学んだ尿失禁者への温かな配慮

私は昭和六十三年の八月下旬から九月上旬にかけ、ベルギーのブリュッセル市で開会された国際内科学会（参加四二カ国）に出席した。各国の内科医が今日の内科学の新しい課題についての医学研究や問題を討議した。発展途上国での伝染病の問題はいぜん大きいが、文明度のいかんにかかわらず今日ますます世界中に蔓延《まんえん》しつつある疾患はエイズであり、これは医師だけでなく各国政府や国民が一致して取り組まなければならない大きな問題である。

私はこの国際内科学会後にノルウェーを旅したが、たまたま首都オスロ市で開催された国際尿失禁に関する学会に出席した日本からの泌尿器科の先生方とともに学会後の西ノルウェーのツアーに加わった。昼間はバスから船に乗り換えてのフィヨルド（氷河時代にできた峡湾）の絶景を皆と楽しんだ。夜の話の中では、欧米ではずっと以前から多くの専門家により尿の失禁（尿のもれ）の原因の追究と対応が研究されているが、日本はこの領域の医学は遅れているということを聞かされた。

日本人の人口の老齢化は、欧米よりはるかに遅れて始まったが、昭和の末からは六十五歳以上の老人人口は一〇％を超えるようになり、この調子でいくと二〇〇〇年には一七％という高率となり、二〇二〇年頃からは二五・五％という西欧の文化圏のいずれの国以上の老人国となるのは確かといわれる（『国民衛生の動向』一九九三年）。そうなると老人に多い失禁は、ますます大きな問題となるので、日本の医学界ではもっと積極的に男女の尿失禁の研究がなされ、同時に社会的配慮がなされなければならないと痛感した。

一般人を調査すると、失禁は中年以上の者、特に婦人に案外多い。しかもこれを人知れぬ心の悩みとして相談できる医師や看護婦がなく、悩んでいる人が相当多いということである。

数年前、私はスウェーデンの老人病院を訪れたが、そこでは病室に入っても日本の老人病院や特別養護老人ホームでのような尿のにおいがしないのを不思議に思った。

そこで病棟の看護婦さんに聞いたところ、入院した老人に対しての看護婦の一番大切な仕事は、入院した老人の尿失禁がないように、食事や食間のお茶や水分を与えた時間と、尿がもれ出す時間を正確に観察して、何時と何時とには当人に尿意がなくてもトイレにつれて行き、便器の上に座らせて排尿をするように習慣づける。すぐに老人におむつを当てたり、日本の老人病院でよくやる尿管カテーテルを尿道に入れっぱなしにすることはしない。患者を一個の人格体とみて、自尊心が傷つけられないように配慮しているというのである。

ノルウェーは酪農と漁業国で、農地はわずか三％しかない。旅行中、ホテルやレストランでのスープの塩からいこと。その他の食品の塩分も強く、他方、チーズやバターの摂取量が非常に多いのに気付いた。そこで帰国して調べたところ、ノルウェー人の脳卒中死は人口一〇万人中一三二・六人、これは日本人の九六・二人より少し高い。一方、心臓病死は三三八人で日本の一三七人の約三倍も高い（ノルウェーは一九九〇年、日本は一九九一年の資料、いずれも『国民衛生の動向』一九九三年より）。つまりノルウェー人が日本人以上に心筋梗塞《こうそく》や脳卒中で死亡するのは、塩分、動物性脂肪とも日本人より多くとるからだということが分かった。この国ではバターやチーズ、その他の動物性の脂肪のとりすぎで心筋梗塞にかかる人が多く、一方、塩分のとり方が多いので脳卒中が多い

（アメリカの二倍）。

外国旅行をする日本人は実に多いが、旅行の間にその国の生活習慣に注目すれば、いろいろ気付かされることが多いものである。

糖尿病

「肥ゆる秋」でなく「心高める秋」に

十月といえば「天高く馬肥ゆる秋」とだれでもいいたいような、秋空が青々と広がり、人間も馬も食欲の増す季節となる。俳句では、「天高し」「馬肥ゆる」はともに秋の季語とされている。

早稲田大学の村山吉広教授が「天高く馬肥ゆ」の言葉の起源は中国にあると書かれていた新聞記事を読んだことがある。この句は本来は、決してすがすがしい秋の姿を表す意味ではない。古代中国では、北方にひそむ匈奴《きょうど》という乗馬と騎射とを得意とする精悍《せいかん》な民族がいて、秋天高く、馬も丸々と肥えてきたころ、漢土の収穫物を求めて、この季節になると匈奴が南下するという。この騎馬軍団の来襲は中国人にとっては警戒し恐れるものとなった。秦の始皇帝が万里の長城を築いたのもそのためだったということである。

言葉というものは使い方に変遷があり、今日私たちが使うこの中国の古い言葉には食欲盛んな平和な人間像が入れ替えられているのである。

さて、食欲の盛んな秋となるに際して、私が皆さんに十分注意したいことは、毎日の食事のとり過ぎや飲み過ぎの習慣で成人病の一つとしての糖尿病にかかってしまうことが少なくないということである。

糖尿病をもつ患者は、全国で約二五〇万人と推測されている。小児ではまれで、一万人に一人の割でインシュリン依存型糖尿病というものがあるが、糖尿病の大部分は大人になって現れるインシュリン非依存型という糖尿病で、これは三十歳を超えると増え出し、五十歳を超えると五％のものが発病する。

糖尿病というと、昔は便くみとり屋さんが、お宅の方の尿は果物が腐った時のような甘いにおいがするから、家族に糖尿病患者がいると注意することがあった。これは尿に糖分がまじって出るからである。

しかし、糖尿病の本体は膵臓《すいぞう》からのインシュリンというホルモン分泌の不足が原因して、血液中の糖分が増えすぎる（過血糖）ために起こる病気で、必ずしも尿中に糖が出るとは限らない。それでこの病気は、血液中のブドウ糖の量を測って診断する。

　さて、この病気になると、その人の年齢以上に動脈硬化が進行し、目の網膜の血管が傷んで、視力が下がったり、また腎《じん》臓の血管を害して、腎不全、高血圧を招く。糖尿病の人は心筋梗塞《こうそく》にもかかりやすくなる。私の調査では、糖尿病の人が心筋梗塞にかかった時、胸痛が案外軽いので当人は発病を気づかないことがあることが分かった。

　このように糖尿病はそれ自体では死ぬことは少ないが、心臓や腎臓や血管を害して、それが命とりになるわけである。

　大人にくる糖尿病の大部分は遺伝的な体質があり、甘いもの、その他の食物のとりすぎやアルコールの飲みすぎが続くと発病する。糖尿病の体質がもともとあっても、平素食べすぎや飲みすぎがなく、甘いもののとりすぎがないと発病しない。つまり平素の食事のとり方に注意し、甘いものを節し、食べる量を加減して、太りすぎないようにすることで発病または悪化が防げる。

　これはまさに誤った食事習慣による病気、すなわち習慣病だということを覚えておいてほしい。戦争中は、食糧不足で糖尿病はまれにしかみられなかったが、食べものが氾《はん》濫《らん》する今日では、糖尿病は一番多い成人病となっている。からだを太らせる秋でなく、心を高くさせる秋としてほしい。

老いに再び光を

医学の進歩で取り戻す「心の窓」

十月十日は目の愛護デーだった。目に不自由のない人には、目のありがたさは感じにくい。それはちょうど、人間は空気や水なしには生きられないのに、日常生活の中にそのありがたさを忘れがちであるのと同じである。

たいていの人が、老いの兆しをまず感じるのは、四十五歳前後から老眼が始まるときである。老眼というのは、目のレンズの調節力が下がり、本を読むとか近くのものを見ようとするときに、レンズの厚さを調節する力が落ちてきたために、対象に目の焦点がよく合わせられないことをいう。

自分も老眼鏡をかけるトシになったのかと思うと、だれしも何となくわびしい思いがする。この年代のころの婦人は、月経が閉止する時期とも一致するので、婦人の場合は、加齢を意識してとくに寂しい気持ちになるようだ。

老眼になる年代の人は、目のレンズである水晶体が曇り、しかもこれが進行すると、ものがよく見えなくなる。そのために日常生活はたいそう不自由なものになる。このように目のレンズの濁りが進行した人は、眼科医の手術を受けて人工レンズに取り換えてもらえば、視力を取り戻すことが可能である。

老人になると、白内障は遅かれ早かれ始まるので、今日《こんにち》のように国民の寿命が延びて高齢者が増えると、白内障の患者の数も増え、日本でも年々その手術数は増す一方である。

長い間白内障でものがよく見えなかった人が、手術を受けてそれがうまくいくと、術後すぐものの形がよくわかり、色も鮮やかに識別できるので、だれもが予想以上の感激を覚えるのである。

医学の進歩した文明国に住む老人はこの手術の恩恵に浴せるが、眼科医のあまりいない国では、白内障のために視力が失われたままに置かれた老人は不幸な余生を過ごさざるを得ない。

白内障の手術は、四、五年前までは病院に二週間くらい入院し、手術後は何日も眼帯で目を覆い、患者は絶対安静を命ぜられていたものである。ところが人工レンズの取り換えという簡単な手術になった今日では、一泊二日か、日帰りの外来でも手術ができるようになった。驚くべき医学の進歩である。

日本には眼科医の数は約八四〇〇人おり、医師の総数約二一万人の大体二〇分の一にあたる。日本では、戦前はトラコーマという目の伝染性疾患のため、目ヤニが出、視力が下がり、ひどいと失明までする人があり、その数は非常に多かった。しかし戦後は衛生状態が改善され、国民の栄養もよくなって、この病気がほとんど消失した。昔はトラコーマにかかるものの数はおびただしかったので、開業する眼科医は地方にもかなりおられたのである。

最近では、老人人口が増えてきたので白内障や緑内障を病む老人の数が、トラコーマに代わって増えてきた。したがってその治療や手術に眼科医は非常に忙しくなってきた。

さて、目は心の窓ともいわれる。目はお互いに相手を見合う大切な器官であるとともに、その視線の中には、愛やいとおしみの情が鋭く流れるという不思議な作用がある。人と人との目によるコミュニケーションをお互いにもっと大切にしたいと思う。

心身のリハビリ　周囲の接し方でボケは正常に戻る

戦後の医学の中での新しい展開の一つは、リハビリテーション医学である。リハビリテーションとは、病気や事故で身体に障害を受けたものを早く社会復帰できるように訓練させ、以前と同じとまではいかなくても、自立した生活ができ、ある程度の仕事につけるようにすることである。

昔は、脳卒中にかかった人に半身の運動まひが起これば、そのまま寝たきりになりがちであった。だが、いまでは発作で倒れた翌日から手足を動かせる処置がはやっている。また、関節が痛くて歩けないものは、温水プールで泳がせたり、歩かせたりしている。言語がうまく話せなくなった者でも、言語療法士（ST＝スピーチセラピスト）の助けで上手にものが言えるような指導もなされている。

多くの医科大学にも、リハビリテーション医学や部門がつくられ、研究とともに患者の実地指導が行われている。

リハビリテーション医学には、医師以外に理学療法士（PT）という専門職が歩行や手足の運動を助けて、病人が自主的な生活ができるような患者訓練が行われている。一方作業療法士（OT）は、患者の不自由な手足を使わせて、何らかの作業をさせ、手足を使う手芸、絵画、その他のさまざまな作業ができるように訓練し、手足や関節の働きの回復を助けている。

以上のような患者のリハビリテーションがうまく行われるためには、病院に独立した部門が作られて、PT・OTが患者を訓練しているのである。また温泉地などにはリハビリテーション専門病院があって、温泉療法と運動療法を兼ねてやっているところが数多くある。

このような内容のリハビリテーションに加えて、私は、最近、脳のリハビリテーションという名で、痴呆《ちほう》老人予防の措置を案出している。老人が病気で入院する、たとえば骨折とか肺炎で入院し、安静をとらせ、ひとりでベッドに寝させられると、老人患者の物忘れはひどくなり、いまの時間や入院した場所や相手の人の見分けがつかなくなり、一見、老人性痴呆症になったように思われることが多い。

老人が何かの病気で入院して孤独になると、途端に老人は一時的に痴呆化しやすい。これをほうっておくと、持続性の本物の痴呆症になってしまうことが多い。

そこで老人が入院したときには、医師も看護婦も、付き添いの者も、みなが患者に絶えず話しかける、また、患者を孤独にさせておく時間を少なくする。そして、頭を使う宿題を患者に課して、常に脳を刺激するようにすると、患者を本物の痴呆症側に移さずにすみ、一過性の痴呆化から脱出させることができる。

家族の人も、また老人を病棟に迎えた看護婦も、患者が時間をとり違えたり、入院している場所を誤って理解したり、夜、病院の壁にかかっている額を仏壇と思って拝んだりすると、この老人は頭がぼけたと思ってしまい、それから先はそのような老人として扱ってしまいがちである。

老人がそのようにぼけた発語をする場合には、誤りを訂正し、何回も言いきかせ、正しい発語で言い直させるように指導をし、老人が日々のものごとに関心をもつようにさせることが望ましい。

入院直後の老人のぼけは、夜中に飛び起きて、ぼけた言動や発語をする、いわゆる寝ぼけのように一時的なものとして扱うことがよいと私は思っている。

セルフ・チェック　通信サービスの進歩でより正確な健康管理

十月二十日からの一週間は電信電話週間ということである。電気による通信のはしりは、一八三七年、すなわち明治維新の三十年も前に、アメリカ人の画家であり、ニューヨーク大学教授のS・F・B・モースによって発明された電信である。当初は信号で文章を送ったのである。一方、電話の方は、アメリカのベルが一八七六年に電話機を発明したことに始まる。

この発明から百年たった今、世界中の電話機を数えると五億台近くもあり、これらが世界のどことでも通信できる。二十年以上前に新幹線が開通した時、列車から電話がかけられるということで早速試みたところ、かかるのに少し時間がかかりすぎるという不便はあったが、このごろはずっと改善されて良くなった。先日、札幌をたって間もなく津軽海峡の上空の飛行機から東京のオフィスに電話したところ、これはすぐ通じた。今では自動車の中からどこへでも電話がかけられる。

最近のファクシミリの普及は目を見張るものがあるが、私は早いうちから自宅の書斎や学長室などにこの装置を備えた。いまでは、外国の友人との文通もファクシミリで行うことが多くなった。私はよくあわてて飛び出し、講演の原稿を忘れてきたことに気づくことがあるが、ホテルに着いた時、家に電話をかけると、ファクシミリで原稿のコピーがすぐ届く。ファクシミリの恩恵は実に大きい。

これから先、十年もたったら、このような電気通信サービスは今では想像できないほどに進歩するに違いない。

私の六十四歳の婦人患者は、血圧の変動を来診ごとにパソコンで表にして持ってこれるが、都合で来診できない時には、それをファクシミリで送って来られ、私はそれを受けるとすぐに電話でやりとりをして、診察と同じ効果を上げている。

そのうちに、テレビ電話が用いられるようになると、患者さんが自分で血圧や脈や体温を測り、病歴を知らせてもらえば、今のような診察の内容はそれで済みそうである。

私の患者の中には、その人の心電図を電話線で私の診察室に送る人もあり、また、家庭用の軽便心電計でとった心電図や血圧値をファクシミリで送る人もある。

今までは、患者さんは自分のからだを診察室にもってきて、何から何まで医師に調べてもらっていたが、もうこれからは、いろいろのことをセルフ・チェックして、結果を通信で診察室に送ることが常識になりそうである。

今では、自己採血した血液で糖を調べるキットがあり、自分で血糖値を測ることさえできる。

セルフ・チェックとしては体温、体重、血圧、脈拍のほか、乳房の触診も慣れれば自分でできるのである。自分の乳房の触れ方を教われば、医師よりも早期に乳ガンが発見される。何も乳ガンだと自分で診断するのでなく、毎月一回自分で乳房を触診するだけで、いつもはないものが指先にわずかに触れたらすぐ受診すればよい。そのデータをもとに医師が綿密に時間をかけて触診すると、そのしこりが医師にも触れられ、それを病理組織的に調べると、乳ガンかどうかがはっきりする。

自分のからだの情報を自分で正確にとり出すことが、今後ますますできるようになると思う。その得られた情報は通信で即刻医師に送る。十年先を待ち遠しく思う。

「文化」の本質

からだという朽ちる土の器に健やかな精神

十一月三日は文化の日である。戦後の昭和二十二年までは、この日は明治節と呼ばれ国民に親しまれた。日本の歴史の中で最も大胆な変革が国政の中に見られた時代の天皇の遺徳をしのんで、明治天皇誕生日を記念して制定されたのである。当時は、明治節は日本での国の行事としての四大節の一つとされていた。

私の小学校からの思い出では、この日は毎年晴天が約束されていた。体育館のない大正の時代、野外での運動会は楽しく、民間人にも最も楽しい菊花も薫る季節の休日であった。

これは昭和二十三年に廃止され、代わりに「文化の日」となった。「自由と平和を愛し、文化をすすめる」というのがこの祝日の趣旨だと説明された。皇居では文化勲章の伝達式があり、またこの日を中心に各地で芸術祭が催される。

さて「文化」ということと人間の健康とはどう関係するかを考えてみたい。

漢語としての「文化」は、「文治教化」(形、口訓や威力を用いないで導き教える)という意味で用いられた――と辞典には書かれてある。しかし今日私たちが使う「文化」はラテン語のcultura(耕作、育成)という言葉から、英語ではカルチャーという言葉になったものが日本語で「文化」と訳されたという。「文化」とは別に、「文明」という言葉も長く使われてきた。

文化住宅というかなり古い言葉は、欧米風の便利さを示す意味で用いられてきた。私が子供時代だった大正時代には、文化なべなどといわれた台所用品のあったことも思い出す。文化のにおいとか、文化人という言葉は、大正時代からよく使われてきたように思う。

文明(シビリゼーション)と文化(カルチャー)とを現代人はどう区別しているのかということも考えてみたい。

文明社会というと、人間が生活するための便利なテクノロジーが普及した社会と考えてよいと思う。これに対して文化とは、学問、芸術、宗教、道徳など、主として人間の精神的活動を中心とする人間生存の価値に関する意味が、その中心にあるものと私は考えている。別の言葉でいえば、人間の知性や感性や教養の高さともいえよう。

文明というと、それは確かに人間の知性の産物であるが、これは国家にせよ、社会にせよ、個人生活にせよ、知性の産物としてのハードシステムの生活上の利用にその意義がある。

医学が今日、このように進歩したのは、医学自体だけでなく、むしろ医学以外の自然科学の高度な技術（文明）の人間への応用による援助が大きい。これによって、いろいろの疾病が治癒され、予防もされ、いのちが健やかに保たれるのに大きく貢献している。

では、人間が健やかだということは、一体どんな意味をもつのであろうか。動物も文明の恩恵に浴する。しかし動物の行動はもっぱら遺伝と本能に支えられている。それに対して、人間は、遺伝と本能の上に言語、経験、模倣、学習（ふり、まなび、ならい）を通して、生涯の中で思考、感情、習慣、行動が形成され、集団の一員としての生き方を打ち立てる生きものである。これが「文化」の本質だと考えると、からだの健やかさに、心の健やかさを目指すのが人間という生きものではないかと思う。からだという朽ちる土の器の中にどういう心を満たし、それをどう後世の人に伝達するか、そうした方向から目指すべき「健やかさ」を再検討したい。

中高年のストレス

医師に「自分」を打ち明け、行く道の指針を

戦後十年間くらい、ちょうど私が三十歳代でアメリカ合衆国に留学していたころ、かなりの数の若い日本人医師が臨床研修や研究のためにアメリカに留学していた。彼らは日本とはまったく違った環境の中にほうり出され、日本では自他ともにエリートとして通っていた若い医師が、入国半年くらいのうちに全く自信をなくし、アメリカ人と話をすることを避け、自閉的になり、揚句は自殺するとか突然帰国するという人が時々みられた。それから約四十年たつ間に、日本の文化がアメリカ的方向に変わり、日本にいても、英語を使うアメリカ人らと交わる時代になり、先に述べたような事件はごくまれになった。

最近、私のところに来診した何人かの患者さんたちの中に、自ら来診したというより奥さんに連れられたり、娘さんに付き添われて来診する中高年の男性が増えてきた。

中年の男性は、まさに仕事盛りの、会社では中心的存在となるべき人なのに、急速にコンピューター化する企業のシステムの中で、自分は文科系出身だから機械にはどうしようもなく弱いという固定観念から脱しきれず、自信を失っていく。新しいシステムにうまく適応していく若い女子職員からは無能な上司とみられ、部長からは駄目な課長とみられ、傍系会社に押し出される気配を感じたと思い込み、会社ではもちろん、家でも自閉的になってしまう。パソコンを学ぼうとする意欲など毛頭出ない。

これはハイテク化する職場への不適応による病気、言い換えればストレス病である。また、定年の五年ほど前のころから、集中力の低下から、思わぬ失敗を重ねる人がある。変わってくる将来の環境への不安が原因である。

一方、家庭ではパートの仕事をしていた奥さんが上司から認められて生き生きと働き出す。娘は結婚し、息子は就職で地方に赴任して夫婦二人の生活になる。奥さんのほうは活用された才能を自分でも意識して、仕事への興味がますますわく。だから家庭は、わび鳥にたとえればヒナの巣立った空の巣（エンプティ・ネスト）となり、主人の生活はわびしくなる一方。これも子供不在と、先の不確定要素に満ちた将来への不安というストレスが不眠、十二指腸潰瘍《かいよう》、物忘れを生じさせる。

内科医として私がみている中高年の患者には、職場や家庭でのストレスからくるストレス病を病む人が多い。変わってくる環境にうまく対応できないことによる不適応症として、ストレス病が生じたわけである。

人間が生きていく上では、ある程度の緊張としてのストレスはむしろ必要である。健康な人はそのストレスを受けて生活に張りを見いだす。これを〝よいストレス（ユーストレス）〟という。しかし外的環境が急速に変化し、コンピューター化により情報の集積や分析がシステム化するために、より少数の人材で在来の企業の仕事ができるとなると、その環境についていけない人は、その中で自分の居場所を失い、価値観まで喪失する。自分の受けたストレスにどう対応するか、波にうまく乗るか、波にのまれてしまうか。後者となる心配のある人は、よい医師やカウンセラーにゆっくり自分を打ち明けて相談するのがいちばんよいと思う。芸術や宗教はいろいろな意味での支え手ともなろう。

三歳児　周りの人との距離を直感で判断する子供

十一月十五日は七五三のお祝いの日で、子供に晴れ着を着せてお宮参りをするしきたりが日本では普及している。この習俗は、江戸時代から今日見られるような行事に定着したといわれるが、今や経済の高成長にあおられて、このお祝いは随分派手になってきた。

子供が健康に成長し、お誕生日ごとに歳《とし》を加えることは、老人とは逆に周囲の家族のだれもが喜びと感じる。なぜ特に七歳と五歳と三歳とを祝うかというそのわけは、中国では奇数を陽の数として尊ぶという思想に影響されてのことだという説がある。それではなぜ十一月十五日を選んだかというと、この日が村々の氏神祭の日だからである。そこで子供の大切な成長の節目に、氏神様にその守護を祈るという行事になってきたわけである。

日本民俗学者の大藤ゆきさんの説明では、全国の諸々の地方では、七つの祝い（ところによっては三つ五つ）をヒモハナシとか、ヒモトキ、オビナオシと呼び、着物の「つけひも」をこの日にとってしまい、着物を帯でしめるという。成長した子供への移行を示唆するものだといわれる。

私が大正のはじめに幼稚園に入るまで、私の着物には「つけひも」があったことを今でもよく覚えている。七つまでの幼い子供を守ってくれた「ヒモ」を七つの祝いの時から落とすということは、幼児時代が終わり、少年、少女時代に入ったことを自他ともに認めることになるわけである。

私は今、小学生に成長した孫の女の子と同じ屋根の下に住んでいる。戦争直後には外での仕事があまりにも過重のために、子供の成長をよく観察する余裕がなかったことを今さら感じるが、昨今は、孫の成長をみる機会を身近に与えられている。

孫は二歳を過ぎるころから、かわいい自意識を生じ、大げさにいえば、世界は自分中心に回転していると思いこんでいるような感を私たちに与える。特に満三歳からそれが強い。自分の意思通りに行動することをはばむ周囲のものの言動には強く反発する。だが、おみやげを期待する時には、こちらの態度に若干合わせるふしが感ぜられる。知恵がついたというのだろうか。

その孫は、庭の犬小屋に生活する犬とは、強い親近感をもち、人間と動物との差別感が少ないように見える。餌《え》をあげる時間が遅れると、もっていった餌を犬に差し出す前に、「遅れてごめんね」と人間の言葉でやさしく犬に語りかけてから餌をあげる。まるで歳の近い兄弟と一緒に生活している感じで犬を受容している。

一方、私とは七十四歳の差があるのに、「じじ」とは呼びながらも、人間関係においての年齢差の感じ方が少ない。そのくせ、外からの女の客があった時、「ネエネ（姉）」といったり「おばちゃん」といったりして、年齢差をはっきり識別する。このような診断能力は三歳で十分である。左の脳で計算するのでなく、右の脳で直感しているのだろうか。

子供は、周囲の人とたとえ齢の差は大きくても、場所的に近く住むことにより、人間としてのへだたりを感じないような気がする。少なくとも七歳まではそうではないかと思う。

だんだん子供や孫と、親や祖父母とのスキンシップが忘れられていく。それをひきとめるには、一緒に住むことが良いが、都会の土地事情がこれを妨げていることは悲しい。

健やかな人間

自然からの恵みに感謝しよう

文化の日についでの同じ十一月二十三日に、もう一度国民の祝日があるというのは楽しい。この日は紅葉の名所への人出がたいへんだろうと思う。この祝日が「勤労感謝の日」だとはっきり認識していない人が、古い人には案外多いのではないだろうか。

昭和二十二年までは新嘗祭《にいなめさい》といって、天皇が新しく穫れた穀物を天神地祇《ちぎ》に勧め、ご自分でも食べられるという祭事の日とされていたのが、戦後、勤労感謝の日と名が改められた。

そのようなことで、農事関係者の間では、いまでもこの日を中心に祭典の色彩の濃い行事が計画されると聞く。

米国では十一月の第四週の木曜日を中心に感謝祭（サンクスギビング）があり、この日をはさんで、家族や親しい友達が集まって、七面鳥の丸焼きとカボチャのパイを食べるというしきたりがある。

戦後間もなくに私が小説『風と共に去りぬ』で有名な米国南部のジョージア州アトランタ市の大学に留学した際、大学院の寄宿舎に住む私を、親しい友人が郊外の自宅に招待してくれて一泊した。あの楽しかったサンクスギビング・デーのホームステイのことは生涯忘れることができない。

この米国での行事は、一六二〇年に英国イングランドからアメリカ大陸に開拓者として渡った熱心なキリスト教徒（ピルグリム・ファーザーズ）が、上陸最初の穀物の収穫を前に神に感謝の祈りをささげたといういわれのものである。これは米国の建国の心に通じるものである。

最近は、人工の加工食品が増し、穀物の収穫を感謝するという心が若い都会の人からは全く消えうせている。「勤労を尊び、生産を祝い、国民が互いに感謝しあう」という定義を下されたこの勤労感謝の日は、大地や雨、太陽といった自然への感謝の心が抜けてしまって、勤労は会社や工場内や土木工事の現場の勤労に代表された観がある。恵まれた自然の中でこそ、食物の収穫がもたらされ、われわれの労働も成り立つものである。自然への感謝が忘れられては、この祝日からは魂が抜けてしまうことになる。

人間の案出したハイテクノロジーは自然を征服したと考えている人が多いが、人間の技術は、自然の征服よりも自然からの恩恵に負うほうが大きい。私たちの健康にも、自分でつくる健康と、よい環境の中での与えられた健康とがある。与えられたよい環境、水や空気の汚染や伝染病から守られた環境の中で生活できる日本に私たちは感謝し、そこで勤労できる自分らの境遇に感謝するとともに、旱魃《かんばつ》のために穀物がとれず飢饉《ききん》となり、一方、水が汚染され、寄生虫や伝染病にかかって苦しんでいる兄弟姉妹が数多く南半球の国々に住んでいることを、私たちは心にもっと、銘記すべきである。

感謝する心こそは、健やかな心といえよう。多くの人はだれでも何かの不幸、悩み、病気をもっている。この中にあって、より不幸な人々への想《おも》いを、何らかの行動で表すことができれば、それはその人をより健康な人間に近づけるものと思う。これこそ「愛の労苦」と聖書（テサロニケ人への第一の手紙）にいわれている内容のものである。人から直接間接に受けた愛の労苦を無駄にしないということも、私たちが健やかに生きる道だと思う。

紅葉に寄せて

自らを自らの色素で染める人生の秋

十一月の本州は菊と紅葉で美しい季節である。十月下旬、講演のために山形県鶴岡市を訪れた。山形空港から、昔「六十里越え」といわれた山越えの国道を通ったが、運転手が「おしん」の里だと教えてくれた大井沢のあたりを見下ろすと、そこは東京よりもひと足早く木々は紅葉していた。帰途は雪にあい、月山《がっさん》は薄く白く見えた。

私の家の庭にある柿《かき》の木やハナミズキの葉は美しく紅葉し、隣の庭にある大きな欅《けやき》は黄色い葉を風に散らせている。田園調布の銀杏《いちょう》並木の葉もすっかり黄色になり、落ち葉が散り敷いていた。

春の若葉は、いっせいに同じ生き生きした色と艶《つや》を呈すが、秋の木々の葉は紅、臙脂《えんじ》、茶、黄色など、その木それぞれでさまざまな色合いを示している。

人間の老い方が、一人ひとり違うように、自然界の木々は冬を迎える前の秋に、独特の色で自らを染める。その時期は、木が育っている気候的環境により、十月半ばであったり十一月末であったりする。

若葉は初夏になると緑したたる濃さを示し、秋には自らの葉をそれぞれの色に染めて落葉する。この四季の木の葉の移り変わりの姿は、まさしく人のいのちの移る姿に似ている。

人間が生まれるときには、どの赤ちゃんもよく似ている。個性よりも赤ちゃんとしての共通性のほうが目立つ。また、駅で修学旅行中の中・高校生の集団に遭遇すると、彼らの言動や行動の中にも共通の若さの姿が見られる。しかし、人間が老いる過程、その秋の姿はなんと千差万別であることか。

いつかの毎日新聞の「余録」欄に、紅葉、黄葉の色の謎《なぞ》を解いてその色素を分析したのは日本の植物学者だと書いてあった。紅葉はアントシアンという紅色色素、黄葉はカロチノイドという黄色色素のためだという。この黄色色素はカボチャやミカンの皮にもある。

雑木林を歩くとき、落葉の一葉一葉が何と違った色と形をしているか。その個別性を発見して驚く。

私たち人生の歩みの終結を前に、めいめいが自己を染める時期の秋がくる。そのとき、私たち自身の中に、どのような色素が準備されているのだろうか。植物がその生長の過程で自らの色素を自分の中に合成するのと同様、私たちも成熟する過程の中での本や人との出会いや体験学習などから、めいめいの人生をユニークに染め出す。

霜が降りるのは、地方により、またその年により早かったり遅かったりする。霜月というのは陰暦の十一月、陽暦では十二月で冬の月に入るのをしみじみ感じさせられる。

霜が早く降りるかどうかという気候に影響されて紅葉の美しさや葉の色合いは変わるという。人間も、内なるものと外なるものとの反応の中に、人間自体が変わっていく。外的因子は人々に共通でも、それと結びつく内的因子はそれぞれの体や心の中では異なるものがある。そのことに私たちはもっと気づきたい。

良寛が亡くなる前に、良寛に心を寄せた貞心尼が詠んだという句がある。

「うらをみせおもてをみせて散るもみじ」

めいめいに与えられた環境、またはめいめいが築き上げた環境の中で、人は散っていく。そのときの姿は、人間の最後に生きる姿であり、また死ぬ姿でもある。老人はもっと自らを自らの色素で染め、風が吹けばお迎えの風に乗って、大地に還《かえ》るという自然の心をもちたいと思う。

自己投資　いのちのサポートとしての定期健診

いよいよ十二月。陰暦十二月は師走（「しはす」または「しわす」）といったが、「しわす」を辞書の『広辞苑』でひいてみた。師走坊主、師走比丘尼《びくに》、師走浪人などと、忙《せわ》しい歳末には布施がいただけないお坊さんや尼姿の芸人、仕事なく落ちぶれ姿の浪人を表す人物像の言葉が出てくる。

ところが、今日では歳末やクリスマス近くなると、方々の福祉法人や難民救済団体、キリスト教会からクリスマスにちなんでの募金や献金を依頼する印刷物が私の所にもたくさんくる。どれを読んでも、それなりのニーズがある。師走は、日本の今日ではボーナス月でもあるので、銀行同様、ボーナスを狙っての募金活動である。

タクシーに乗って運転手と話すと、バブルがはじけて、たいへんな不況であるという。とくに、輸出業業者などは、この円高では、薄氷をふむような心細さで歳末を迎えているに違いない。

さて、皆さんは健康の良否はあっても、幸いに生存を許されて年越しされると推察する。一年一回の健診という誘いを皆さんはしばしば受けられると思うが、つい忙しくて受診できなかったという人が多いのではあるまいか。日本は世界のどの国よりも健診システムが発達しており、当人がその気になれば、費用もほどほどで、また、老人保健法でも健康診査が受けられる。だが、これという自覚症状がなく、元気で働いてきた人は、今年のどこかで受診しようと思っていたのが果たされず、暮れになってしまっては忙しいので、来春にしようと思っておられるかと想像する。

病人だけが医師を訪れた昔と違い、今日では病識がなく、健康感があって何不自由なく働いていても、受診し検査を受けると、時々ガンが発見されたり、肝炎にかかっていたことが分かったりする。また当人は知らないで糖尿病にかかっている人もある。それが検査結果で分かる。実際はすでに何かの疾患にかかっていても、当人は何の自覚症状も感じない人のことを「見かけ上の健康者」という。そして食欲はあり、疲れず、よく眠れて健康感があるという人の中に、かなりの数の病人が確かに存在する。

定期健診と人間ドックとは表現は異なるが、内容は基本的には同じである。人間ドックといった場合は、やや詳しく調べる。入院して調べたりするので、検査内容が少し多くなり、また診察する医師が内科以外の科の医師も含むといった違いの程度である。

今では自動化分析装置を用いて少量の血液で数多くのテストが短時間のうちに分析され、データはコンピューターですぐに打ち出される。そのため、一日の外来で成績表が出るので、そのような健診を外来ドックと呼んでいる。

成人病としてのガン、高血圧、糖尿病、心臓病、肝臓病や肺の慢性疾患などは、病気にかかった初期または中期には症状をあまり示さないことが多い。定期健診やドックさえ受けられれば、早く実体が浮き出され、早期に発見された成人病の大部分はたいていはコントロールされるので、無駄な死亡が防げる。

一年間忙しく働いて健診を受け損なったという人も、手帳にはゴルフのコンペや総会の期日、クラス会の旅行などがちゃんとマークされ、実施もされている。皆と行動する約束よりも、自分一人の選択で決めて行える健診を皆さんはもっと大切に考えてほしい。このいのちのサポートとしての健診は、年末でもぜひ受けてほしい。ボーナスの有効な投資よりも、もっと大切なのは年末の自己投資である。

ノーベル週間　医学研究者に愛の心をどう育てるか

スウェーデンでは、十二月十日をはさむ一週間は「ノーベル週間」と呼ばれている。この週間にはノーベル賞受賞者の講演、受賞者夫妻と受賞者を出した国の大使夫妻を加えてのレセプション、そして十日はスウェーデン国王の手による授賞式がコンサートホールで催される。

アルフレッド・ノーベル博士はダイナマイトの発明により巨額の富を得たが、彼の遺言によりすべての財産は財団に寄付された。そして、その原資をもとに科学、文学、平和の領域でその年にもっとも優れた独創的研究や高い業績をもたらした人々に賞を贈るこの制度が一九〇一年から実施されてきたのである。

その内容は、物理学賞、化学賞、医学・生理学賞、文学賞、平和賞、そして、一九六九年より経済学賞が加わって六分野にわたり、一九〇一年から一九九三年までの統計ではノーベル医学・生理学賞は一五四名の研究者に授与されている。その中でアメリカ合衆国は六七名、次いでイギリスは二四名、第三位はドイツ(一九四八—八九年は西ドイツ)で一三名、第四位はフランスで九名、第五位はオーストリアで七名、それに対して日本はただ一名である。スウェーデンおよびスイスで五名ずつであった。

利根川氏は京大理学部卒業後、すぐ米国、欧州に留学して抗体を生成する遺伝的原理を解明したことで一九八七年受賞した。日本では高校でのトップ級の学生が医学部に入学するといわれながらも、医学部出身者の中からはいまだノーベル医学・生理学賞受賞者を出さなかったことは、外国人には不思議とされている。

日本では、利益のあがるハイテクノロジーは開発されても、独創的な医学研究が実らないのはなぜか。これは日本の医学研究は主として大学で行われ、しかもその研究組織には独創的アイデアをもつ若い人の頭脳が受け入れられないからだと批判されている。

医学の研究には、新しく開発された薬やワクチンを実験的に患者に用いることがあり、また、健康な大人や子供を被験者とする場合もある。いずれにせよ人間を研究対象とする際に、実験がうまくいけば、難病の新治療薬が開発されて、病気による不幸が防止されるという大衆へのメリットがもたらされるが、しかし人体を用いての実験は、人間にとりかえしのつかない危害や奇形を生じさせる恐れがある。

多数の人間に利益がもたらされるためには、少数者の犠牲は我慢しなくてはならないと考えることは、人権上許されないことである。そして、人間に危害や侵襲を与える恐れのある実験計画は、大学や研究所の中にある倫理委員会の審査により研究実施が許可されず、研究費も出ない。

毎年の経済サミット会議の一カ月前には「生命科学と人間」のサミット会議が開かれている。昭和六十二年はカナダのオタワで催され、ここでは「人間を用いての研究の生命倫理」が主題とされた。日本の倫理委員会が他のサミット国に比して非常に不備であることをこの会議に出席した私は知り、大きなショックを受けた。

医学研究者に、人間への愛の心をどうすれば育成できるのか。これはノーベル賞の数を増やす努力の前に考えるべきである。

人生の冬に

「最期の光」に人は何を求めるか

十二月に入ると、だんだん日の出が遅くなり、十二月の冬至には北半球では太陽が一番南に下り、昼は一番短く、夜は一番長くなる。この日がすぎると日ごとに太陽は北に上がり、また短かった昼が一日一日長くなる。

日本では極寒は冬至を一カ月すぎたころにやってくるが、冬至は一日の昼が一番短いので何となく侘《わび》しい気持ちになる。テレビやラジオを通して歳末助け合い運動の募金がなされ、巷《ちまた》には救世軍の社会鍋《なべ》への募金風景が見られる。年越しする家もなく食べるものもない貧民への一般の関心は、日本が豊かになるにつれて減っていった。

だが南半球では、どんなに多くの人々が貧しく飢えていることか。私たち日本人は、もっともっと見知らぬ国の人にも関心を寄せ、その救済に乗り出すべきである。

北国では、「冬来りなば春遠からじ」という想《おも》いが人の心を冬の酷寒に耐えさせるが、春が期待できない冬の寒さ、侘しさには人間は耐え難いと思う。しかし、世の中には心に春をもてない歳末を迎える気の毒な人々が決して少なくないことを私たちは忘れてはならない。

歌曲「冬の旅」は、三十一歳の若さで死亡したシューベルトの最後の歌曲集であるが、これは三十三歳で夭折《ようせつ》した詩人ミューラーの暗く悲しい詩に曲をつけたものである。

同じ冬をテーマにした詩人ポール・ヴェルレーヌの愛の歌、「冬は終りに」を作曲したフォーレの曲は、冬に続く春の光を空に踊らせている。

私たちの人生も春夏秋冬と経過していくが、人生の最後の冬には何を期待できるのだろうか。ゲーテは臨終に近く「もっと光を」という言葉をのこしたといわれる。ゲーテの人生の最期の光というのは一体何であろうか。

私が主治医として、最後までお世話をし、七十五歳で死を迎えた末期ガンの婦人が、死ぬ前に私にこう言われた。「胃ガンからくる痛みはどうか薬で止めて下さい。しかし、その薬や注射のために知らないうちに昏々《こんこん》と眠ってしまい、そのまま死ぬのでなく、できれば意識は保たれて、私の唇からお世話になった看護婦さん、看護学生さん、そして担当の若い先生、私に病名を告げられた日野原先生に『ありがとうございました』と、そんな言葉を最後にして死んでいける自分でありたい」、こう言われて亡くなった婦人を私は忘れることはできない。そのような方には、人生の冬のあとに、四季がまたくり返されているに違いない。ヴェルレーヌの『やさしい歌』の中にある「冬は終りに」の詩のように――。

冬は終りになりました。光はのどかに一ぱいに、
明るい天地にみなぎって。
どんなにさびしい心でも、
空気の中にちらばったこのよろこびには負かされる。

病的でうっとうしいこの巴里までが、
きょうこの頃はよろこんで、
その日その日を迎い入れ、
赤い瓦の屋根の手を大きくのばして招いてる。

……（中略）

夏よ、来い！　秋冬も、もう一度めぐっておいで！
どんな季節も僕にはきっと、きっと楽しい筈だから、
おお、君よ、わがよき人よ、
そなたゆえ、おん身ゆえ！

（『ヴェルレーヌ詩集』堀口大学訳、彌生書房）

心の中の春

健やかな魂はいつまでも生き続ける

昭和六十三年のクリスマスシーズンは、街も、デパートもホテルも、例年のような大きなモミの木の飾り付けがなく、ジングルベルの曲も流れない静かなものであった。

二十八日はいよいよ官公庁の御用納めとなるが、私の勤める聖路加国際病院のような民間の病院は、十二月三十日までいつも通りの診療態勢である。

大きな医学会があって多くの医師が出張すると、医師不足となり、助かる患者さんもいのちを失うということが起こるが、年末年始もよほど救急態勢が整っていないと、同様の不幸が起こる。かかりつけの医師が何日かの学会後の旅行やゴルフに出かけた留守にあなたが発病した場合、どの施設に駆けつけるかは、各自があらかじめもくろんでおいたほうがよい。平素からよい救急施設やかかりつけの病院と連絡がとれるようにしておけば何よりである。

日本の救急車を送る態勢はコンピューターでプログラムされてその出動は早いが、医師の同乗しない救急車内での患者の心肺蘇生術は、一九九二年までは、救急士の訓練がないためこれが実施されずに終わっていたことは、文明国としては恥だと思う。

年末年始の休みの間にいちばん多い重篤な事故は、老人の骨折や肺炎である。また老人に壮年者を含めて多い心筋梗塞《こうそく》や脳卒中の発作の場合は、骨折や肺炎同様、入院しないといのちを失う場合が多い。発病一時間以内に入院の必要なのは心筋梗塞で、重い心筋梗塞の三分の一はこの間の急変で入院が間に合わず、自宅で死亡する。

入院できた患者でも、以前は三分の一は入院中に死亡したが、二十四時間集中的に監視できる施設（CCU）を備えた病院に入院すれば、死亡は六分の一か一〇分の一に減るというのが常識である。重いぜんそく発作のおこる恐れのある患者は、主治医の不在中予防的によく効く薬を飲むというのも一策である。

せっかく与えられた貴いいのちを、不用意のために失うことなく、最新の良心的医療に守られて年を越し、新春を迎えられることを強く望む。

読者の中に、冬の季節の中で、来年の春、夏、秋を期待できる健康が許されている多くの方にまじって、雪解けの春を心待ちしながらも春に出会うことがむずかしいと思われる寂しい人もあるかと思う。どうかそのような人が、苦しみに遭わなかった若き日の明るい春や夏の日、また苦しみの中にも秋の季節に生きる意味を感じた去りし日を瞼《まぶた》に浮かべ、この世に生きてきた意味があったとの想《おも》いにひたることができればと思う。「冬は終った」けれど、心に春を描いてほしいと願うばかりである。

土の器のからだは朽ちても、その中に盛られた健やかな魂はだれかの心に生き続けられると思うからである。

医と老いと死をめぐって

病人と医師　もっと心と肌で触れ合う信頼関係を

医師はいつも病人の訴えを聞き、診断をし、治療する。医師が、病人の訴えを聞いているとしても、本当に耳を傾けているだろうか。病気になった人は、普通の健康な人とは精神状態が違ってしまっていることが多い。そのことに医師は案外気づいていない。医師から見た患者と、患者から見る医師とでは、両者の立場が平等でないだけに、格差は大きい。

ジョンズ・ホプキンズ大学の内科教授、フィリップ・タマルティ氏は、その名著『よき臨床医をめざして—全人的アプローチ』(『The Effective Clinician』日野原・塚本共訳、医学書院) の中で次のように述べている。

「病気は多くの場合、人間を変えてしまうものだということを常に覚えておくべきである。病気が勇気ある人を臆病にし、考え深い人間を素朴にし、知的な人間を単純にし、忍耐強い人間を扱いにくいものにし、気楽な生き方をする人間をイライラして文句の多い人間にしてしまう」

病人は、病人同士ならば、外に対して胸襟を開いて話をすることがあるが、医師との関係では、胸の扉は重い。病人と一医師との間には、自由な言葉のコミュニケーションがみられない。病人は医師に診てもらいたいのに、病人は医師の前には心の扉を半開きにしかしないことが多い。そのような病人についてタマルティ教授は、またこうも言っている。

「多くの人が入り込むのを禁じる領域というものを自身の中に隠しもっている。その中には、たとえば、くせ、個人的な問題、反応の仕方、感受性などがあり、それを他人の前にあからさまにするのはいやであるし、たとえあからさまにする時があっても、それは極めて限定された、あるいは、ゆがめられた形でされるにすぎない」

患者は、裸になって診察を受けるが、日本人が診察台の上に横たわって裸になる時は、欧米人のように心を楽にして裸になることは難しい。アメリカ人は、カーテンを閉めて、衣服を脱いで診察台の上に横臥しなさいといい、シーツを一枚渡すと、男子でも女子でも、下着を全部取って裸になって受診の用意をしている。

日本人の場合は、いつもからだに一糸まとわないと落ち着かない様子である。医師に診てもらうのだから裸になるのは当然だという観念が、日本人にはない。その時、医師との間に断絶があるからである。このような断絶は、肉体的な面だけにあるのではない。心の隔たりがあることも避けにくい。これは病人の側の態度もかかわるが、それ以上に医師の態度のかたくなさにあることのほうが大きい。

フランスのカトリック教徒で医師であり作家でもあるデュアメル（一八八四―一九六六）は、医療は医師と患者との単身会合だといった。一対一で医師と患者が語り、触れることで、患者の奥底のところにある病気が解決されるのである。

人と人との真の出会い、それを一期一会という。そのような純粋な関係を医師と病人との関わりの中に発見することはまことに難しい。

人がいのちの最期に医師の診療を受ける時、医師と患者との関係はもっと悪くなることが実際に多い。とくに人工呼吸器をつけられたり人工蘇生術を受ける時は、患者は医療器具と対決し、その中で死んでいくのである。

せめて人生の最期には信頼する心温かい医師に抱かれ、愛する者に手を握られてこの世に別れを告げる、そのような関係の中で人間が死んでいくことができれば何よりである。

医師はもっと病人と心と肌で触れ合うべきである。その間にギスギスしたものがないようにしたいものである。

言葉と医療

病は語り合いの中で癒される

人間は独りで生きることはできない。特殊な状況でない限り、人間は独りでは生きられない生きものである。人間は他の人との関わり合いの中で生きるが、その生き方は、環境としての人間関係の中でレイアウトされていくのである。

医師はいろいろな人の健康問題を解決する使命のもとに、数多くの人と出会う。学校の先生も同様であるが、医師の方が男女老若を問わず、また、国籍を問わず、より多くの人々に出会い、しかも初回の出会いからその交わり方は深く、しばしば私的生活にも入り込む。問題解決のための資料がいるからである。信用する医師のところには、子供が親に話せない悩みをもっていくことがあり、また、夫や妻がお互いに真実を話し合えずに、秘密をもって医師のところにひとりで相談に来ることがある。せっぱつまった患者は、信用する医師があれば、身も心も裸にして医師に救いを求めたいという気持ちをもつことが多い。

しかし、現実はなかなかそうはいかない。多くの場合、医師の前に立った患者は、何と医師にものが言いにくいか。医師には時間がなく、医師は絶えず待たされている次の患者のさばきばかりに気をとられていることが多い。医師は病人の言葉をじっと聴こうとするようなポーズをとっていないことがよくある。病人はどの程度に自分の問題を詳しく述べてよいかの判断に迷い、いくつかの問題の中の一つ、二つをやっと口に出す。

ところが、その言葉の内容は、患者からみるとはるかに上位に立つ医師には届かない。医師はまた高所から一方的に病人の問いへの「答えにならない医学的知識」を投げおろす。そこで患者はますます控えめになる。患者やその家族は、医師に対して聞きたいことをどれだけ聞いてよいかに迷う。患者に医療を授けるといったポーズをとる若い先生の前では、人生経験の豊かな人々でも、気の毒なほどに卑屈になっている。医師は患者からいろいろな訴えや不安や問題をよく聴かない限り、患者の病気を診断することができない。

一方、医師が患者に病気になった理由や診断のための検査の手技や意味、そして、治療方針や予後などについて、穏やかに、しかもダイジェストした言葉で説明するということがされない限り、患者には医師の言うことやすることの意味が理解されず、また、医師から心の安らぎを得ることができない。

患者は「この薬は何という降圧剤ですか」「費用はどうなるのですか」など聞きたいのに、医師はなぜもっと親切に患者の納得のいくように答えないのか。

ヴェルギリウス（紀元前七〇—前一九）というローマの詩人は、当時の医学を「無言の技」（the silent art）と呼んだという。そして、聞かない、かつ答えない無言に近いアートとしての医学が現代ますます医師の口を閉ざしているのではなかろうか。

病人や家族との心おきない会話、高座からの一方的な命令ではなく、医師と患者とが水平に語り合う、その中でこそ病が癒される過程が進行する。これが本当の医のアート（art of medicine）だと私は思う。

単なる口先だけの治療ではなく、そこにはやさしい言葉を媒介とした情報提供がなされなければならない。だが、その前に患者の用意した情報を客観的検査データに負けない重要性をもつものとしてとらえるために、医師はもっと患者の言葉に耳を傾けなければならない。

患者の訴えに耳を傾けると、そこから診断さえ流れてくることを私自身知らされてきたのである。

医学は単なるハードの分析科学ではない。ソフトのアートが病人と医師とのきずなとなり、それが、患者に病気の癒しと心の安らぎとを与える。この患者と医師とのコミュニケーション、それには言葉というメディアを欠かすことはできない。

患者の生き甲斐

病人を孤独にさせてはいけない

今日の日本の臨床医の考え方や行動をみると、日常の診療がまことに粗末にされていることが少なくないように感じられる。医師は患者から病歴をとり、患者を裸にして診察し、必要な検査を行い、得られたデータから診断を引き出して治療を行う。医師にその病人の診断名がガンとわかった時も、それを患者に露骨に告げると、患者にショックを与えるおそれが大きい。しかし、偽診断名を与えて患者に本当の病名告知をごまかしてしまうと、それが医師への不信や不満となりかねないし、まれにせよ、死を覚悟した患者からは、いのちの主体性を奪ってしまうことにもなる。これは虚構の医療といえよう。

そういう場合に、どうやって希望を失わせずに患者がその難局に対処できるようにするかは、医術の中で最も難しいアートである。その患者の生まれ育ってきた歴史や環境、知性や感情、行動型や宗教についてよく心得たうえで、どのような言葉や説明でアプローチすべきかを、主治医は十分に熟慮し、患者や家族との会話にも十分な時間をとって話し合うべきである。

その病気が、治癒の見込みがないガンの末期の場合、病名の情報は小出しにして、あまり急ぎすぎないようにということを、オスラーの信奉者であるジョンズ・ホプキンズ大学内科のフィリップ・タマルティ教授は、その著書（『よき臨床医をめざして―全人的アプローチ』医学書院）の中で述べている。彼は言う。「希望は人間が生きていく上で欠くべからざるものの一つであり、これがないと人生は暗く、冷たく、欲求不満を起こさせることになる……、わずかでも、とにかく希望があれば、人は困難に耐えられ、なおも夢をみたり、空想もし、計画も立て、手をさしのべて生をとりこむことができる」。

次に私が言いたいことは、病気がそれほど深刻でなくとも、一般の医師の患者に対する治療が厳しすぎることが少なくないということである。もしその病気が急性の短期勝負の場合は、多少厳しく患者を規制してもよいが、病状が何カ月も何年も続くという慢性疾患の場合、そしてまた患者がとくに高齢者の場合には、治療の指示が厳しすぎることは、患者の生活を過度に拘束し、希望を奪ってしまうことになる。

患者の食物摂取や行動をひどく束縛してしまうことは、患者が生きていく楽しみや気力、また生き甲斐までを患者から奪ってしまうことになる。このことは、最近の医学では、急に問題となりつつあるクォリティ・オブ・ライフ (quality of life)、すなわち患者の生きていくうえでの生活の質を下げることになる。

一般に日本の医師は、必要以上の心身の拘束を患者に強いることが多い。心臓病で狭心症発作などがごくまれに起こる患者の外国旅行などは、医師は頭から不可能と言い切ってしまうことも多い。そのくせ、医師自身に多少そのような病気があっても、必要な外国の学会には、無理してでも出かけることがよくある。

何が老人の生き甲斐か、何が老人の心の慰めか、その老人が生きる希望は何か、といったことを周囲でも考え、それほどでない臓器の衰えや障害のために、老人に残されたわずかな希望まで奪ってしまうことは、これこそ非人道的な強制的医療といえよう。患者がこのような医学の教科書的治療の犠牲にならないようにしなければならないと思う。

今日の近代医学の中でも「絶対安静」や「面会謝絶」という貼り紙が、よく病室のドアに貼ってあるのをいろいろの病院でみるが、この二つの言葉は、医学や看護上なるべく用いないようにするほうがよいと私は思っている。

患者は致死状態であればあるほど、心の支えとなるはらからや友の慰安、支えをそばに持つことを必要とするからである。病人を孤独にさせるべきではないと思う。ことに老人患者を。

死を学ぶ

自分のものでない痛みや不安を汲み取る感性

私たちが、ラジオやテレビや新聞で知らされたニュースの中には、かなり話題になったものでも、そのうちに記憶から逸脱し、一、二年も経つと、そんなことがあったかと訝《いぶか》るものが少なくない。

一方、たとえば関東の大地震とか、広島や長崎で原爆にあった人は、当時の恐ろしさや悲惨さが、いつまでも今の自分によみがえってくる。しかし、それも何十年もすると、そのリアルな印象が次第に淡くなっていくことは避けられない。いわんや大地震とか、原爆を経験したことのない人には、その事件の話を聞いても、実感はなかなかわかない。それは、その事象をただ頭で理解しようと努力するだけなので、心に真に迫って受け入れることが少ないからである。

医師やナースが、いつも健康でばかりいると、患者やその家族の病気の苦しみや死の不安、愛する者を失った悲嘆が本当に心に迫ってこない。ある患者の死も、入院患者の一人としてのよくある死と月並みに扱われ、医師やナースの心を痛める事件とはならないことが多い。

さて、大正から昭和にかけての日本の教育界の中でとくに注目された人の一人に、玉川学園を創設された小原國芳先生がおられる。先生はその随筆『贈る言葉』の中で、こう、述べられた。

「人間苦労が必要である。生きた人間学が絶対に必要である。人生の苦労の分らぬ、人間の苦悩の分らぬ……貧乏と迫害と経営と恋愛と事業と研究と病苦と……それらのいたいたしい体験のない、血のにじみ出るような苦悶のない人は到底、人として、親として、夫として、妻として、教育者として、裁判官として、(略)統率者として……の資格がないのである。

(略)人間通になれ！　Menschenerkenner に。」

この小原先生の教訓は、今日、近代社会における私たち自身にも適用されることである。

ところで、医師やナースは、患者の重い病気、仕事や生活を脅かす病気、死に至る病、あるいは耐えかねる痛み、不眠について、どれほど深く理解しているのだろうか。理解していても、それは生理学的に、または解剖学的に理解しているに過ぎないのではないか。患者の病の苦しみや死の不安は、脈拍数や体温のようなバイタル・サインとして定量できるものではない。そうしたものを、医師やナースはどのように理解しているのだろうか。

詩人であり、思想家であり、人道主義者であったインドのタゴールは「理解は愛の別名だ」と言ったが、患者を愛するための理解とは、どのようなものであろうか。

医療の世界の看護を専門職にまで高め、看護をサイエンスとアートのわざとしたフローレンス・ナイチンゲール（一八二〇―一九一〇）は、その名著『看護覚え書』の中にこう述べている。

「看護婦とはなにか。我が愛する姉妹よ、……この世の中に看護ほど無味乾燥どころか、その正反対のもの、すなわち、自分自身は決して感じたことのない他人の感情のただ中へ自己を投入する能力を、これほど必要とする仕事は他に存在しないのである」

タゴールのいう「理解」とは、他人のことでありながら、もの言わぬ患者、言葉にできない苦しみをもつ患者、表現を控えている家族の問題を肌に感じるように汲み取ることができる感性の所産である。そのような理解であってこそ、ケアを求めてくる人への愛が生じるのである。

まさに、ベッド・サイドでの体験学習があってこそ、患者の病やその患者が一生に一回しか遭遇しない死にはべる特権が、医療従事者には許されるのである。その意味で医療職には、自分の死までも学習する機会が、普通の人の何十倍も与えられているのだと思う。

病名告知　死んでいった友の遺した言葉の重さ

私は医学生の時に、一年間結核性肋膜炎で臥床し、また昭和四十五年には、北朝鮮脱出を試みた赤軍によりハイジャックされた「よど号」機で死の危機にさらされた経験の持ち主である。長期の病の経験やいのちの不安体験は、私が臨床医として、患者をケアし、臨死患者やその家族に接する私のアプローチを導いてくれる大切な指針となった。しかし、そのような私自身の体験から生み出されたことのほかに、私には、私の古き友人の病気への挑戦と彼らの遺した言葉が、医師としての私の生き方に大きな導き手となっている。

失った親しい友人の一人は、先にも述べたが、十年余り私より若い基礎医学者細川宏君である。彼の遺した言葉は、年月の経過にもかかわらず、私の生涯にわたって私とともにあり、私に医師としての活動の指針を示してくれたものである。

細川宏君は大正十一年生まれで、東京大学医学部卒業後は解剖学教室で脳の研究に没頭した。彼は四十歳の若さで解剖学教授となったが、胃ガンのために四十四歳でこの世を去った。彼は一年近い大学病院での闘病中に数多くの詩を遺して死んでいった。彼の遺稿の詩は『詩集　病者・花』（現代社）と題して出版された。私は、名ある詩人でも病む者の心を彼のようにリアルに表現した詩は少ないと思う。これは考えられた言葉ではなく、からだの芯から出た言葉である。その冒頭の詩は「病者（ペイシェント）」と題され、「病者とは耐え忍ぶ者の謂《いい》である」という副題が添えられている。

　病者は　辛抱づよく　耐え忍んでいる
　何に耐え　何を忍ぶというのか　その身を襲う病苦の　激しくかつ執拗な攻撃を
　じっと耐え忍ぶのだ

これは長編の詩の冒頭の言葉である。病との闘いを彼はこう語った。

　敵（病気のこと）を反撃すべき一握りの武器もなく
　全身を敵の攻撃にさらしつつ　ただ一基のベッドに身を伏せて
　ひたすら時の経過を待つのだ

彼の胃ガンが発見された時は、病気はすでに進行しており、胃切除手術後もガンは進行した。ガンという病名告知を彼は受けなかったが、次のような一節がある。

もしかりに僕が
俺はもうすぐ死ぬんだぞと
会う人ごとに言ったとしてみてごらんなさい
当人の気持ちは無理からぬとしても
返答に窮して困惑するのは
そういうのっぴきならぬことを告げられた人達
つまり僕の親しい周囲の人々に他ならないでしょう
そんな身勝手を
僕のささやかなプライドが
どうしても己れに許す気にはならなかったのです

彼は告げられなかったガンを自分で感知した。

一九八〇年代の英米では、ガンの告知は、その患者の九割になされている。日本では、早期ガンを除いては、一割以下であろう。しかし、真実を告げることの倫理性が尊重されれば、今後日本も、長い歳月のうちには、病名告知の方向に進む可能性が大きい。しかし、「告知後の毎日をどうその患者と対決していくつもりか、それだけの人間的力量をはたして医師に期待してよいものか」という彼の詩の中での反問は、私の心の芯に刃物のように刺さった。人間的力量とはなにか。告知した後の主治医には、からだと心に十字架のように重い負担を背負う覚悟と、それを実践させる現実の行動力の用意があるか。遺された彼の言葉は、私が患者へ「病名告知」を決心する時、シンフォニーのメロディーの底に流れるコントラバスのように、私の心の芯に強く響くのである。

老いる　外の世界とふれあう場を作ってあげよう

人が老いる、ということはどういうことだろうか。いくら若い人でも、完全な、欠陥のないからだの人間はいない。どこかに必ずといっていいほど欠陥をもっている。ただなにも異常を自覚しない、熱が出ない、致命的な病気はないと自分でいうだけである。

私たちのからだを分子レベルでみると、だれでも欠陥がある。中年の人、老人は言うまでもなく、若い人でも、外からみても、内からみても、全くの裸にされれば、完全な健康というのは一時はあってもなかなか保たれにくいのが現実である。

若さというのは、内からの非常なプレッシャーでもって、細胞膜にゴムボールのような張りをもたせ、内部の細胞質を保護している。ところが、細胞膜の外の世界からは、ストレス、攻撃が加わってくる。その攻撃に対して十分に対応できるようなテンションを若い人は十分、内にもっているので、ストレスに倒れないですむ。

ところが年をとると、ゴムボールの弾力は弱まり、外からの攻撃がさほど強くなくても、ひずみが出て、病気になってしまう。このように、若い人と老いた人とはからだの内部の自己を守る防衛機能が非常に変わってきている。

だから、老人が外からの攻撃がより少ないような環境の中で生きていくことができれば、若い人ほどの完全さがなくても、細胞膜、ひいては生体が破壊されなくてすむということになる。

健康というのは、からだの内外の環境のバランスが保たれている状態をいうのだとすれば、内部のからだの充実度が不足していても、上手に外からのストレスに対応することにより、老人でも健やかな生活を営むことができよう。

老いる＝老化するというのは、まず、皮膚が老化してシワができるというような外面的な老化とともに、体内の臓器の働きが衰えるという現象を示す。からだの機能が老化するというのは、具体的にいうと、まず内臓が老化する。つまり、肝臓が小さくなる、脳が萎縮する、それと同時に働きや修復力が下がってくることである。

脳が老化すると、知覚したり、記憶したり、あるいは計算したりする能力が落ちてくる。脳では短期の情報を保管する能力が落ちてきて、たったいま経験したことを銘記してメモリーに入れる操作がだめになる。ただ、老人は古い長期の情報は保管しているから昔のことはよく覚えている。

人間の記銘力や創造的にものを考えることは前者は二十歳代、後者は三十歳代がピークではあるが、判断力と意思決定力は老人になってもかなり維持されている。

さて、感性はどうであろうか、人間性はどうなのか。美的感覚とかアート一般に対して、老人の感性は低下するかどうか。この点については、現に年をとった指揮者や音楽家、年をとった芸術家、画家、作家などが活躍しているように、老いても審美感覚はあまり落ちない。案外老人にはいろいろなことが保持されていると考えられよう。

では、モラル、宗教、人生観はどう変わってくるか。老人になると、いろいろの人生経験が重なって、老人には知恵というものがついてくる。そして、若い人には考えられないような宗教観、人生観というものをもつようになってくる。むしろ年をとった人のほうが、若い人以上にこれが豊かに具わってくるのかもしれない。

ただ、難聴の老人は自閉的になり、孤独になりやすい。孤独は老人の老化に拍車をかけるものである。そして、人とのコミュニケーションで最も必要なのは、視覚より聴覚である。見えなくても人の声が、言葉が聞こえれば、人は反応する。

老人には、外界との接触、コミュニケーションが保たれる場を、周囲の者で作ってあげ、その中で老人が生き甲斐を感じるように配慮すべきである。

人間ドック　病気とは発見すべきものでなく予防すべきもの

日本の人間ドックは、昭和二十九年に今の東京・国立国際医療センターと私の勤めてきた聖路加国際病院で始まり、私もその先駆けの役をつとめた。

私は聖路加国際病院で人間ドックを始めてから今日まで、その頃からの人々を約三十五年の長きにわたって連続的に診ている。しかも毎年診ているという人たちがまだ続いているので、人はどのように老いていくかというエイジング（加齢）のプロセスを追える境遇で今日まで働いてきた。

日本病院会臨床予防医学委員会のデータによると、人間ドックを受診する人は、一年間におよそ一〇〇万人余りという。これは全国民の一〇〇人に一人が、人間ドックでかなり精密なスクリーニングを受けていることになる。日本は世界でも珍しいほどに人間ドックが普及した国になったが、現在の人間ドックは病気の早期発見という二次予防が主目的で、一次予防という観点からするとまだまだ弱い。しかも多くの場合、受診者に対する望ましい生活スタイルのきめ細かな指導がどこまで行われているかとなると、疑問の多いのが現状である。

私は、人間ドックに入らなくても、入った場合とは多少違いながらもかなりの効果が得られる方法があることを伝えたい。こんな言い方をすると誤解されるかもしれないのでよく聞いてほしい。

これまでは、まず、ドックに入ることからスタートする。ドックであなたは肝臓が悪い、血糖値が高い、心電図がおかしいと言われるのはわかるけれど、とどのつまり、その時は、すでにあなたは病気になってしまっている。昨日まで、自分は健康だと思っていたことが、その実は不健康であることがドックで見つかったにすぎない。あくまでも病気の早期発見なのだ。

むろん早期発見すればいのちは助かるかもしれないが、病気になることを予防することはできない。つまり、現在のドックには、発見機能はあっても、病気にかからないようにする予防機能がきわめて弱いというところに問題が残されている。

それでは、どうしたらよいのか。ひと言で言うと、病気になる前に、病気にならないように日常生活に気をつければよいということである。たとえば、一日三合飲んでいる酒なら二合に減らす、コレステロールの高い動物性脂肪をできるだけさける、ストレスをためないなどは常識の範囲。それをきちんと実践すれば、たまにドックへ入る程度ですむ。これが最も経済的な、また効率的な方法である。私が言いたいのは、まずそうしたことを実行したうえで、ドックでも何でも入るのは結構だと思う。

しかし、そうしたことを実行せずにドックに入るのはおかしいと言いたい。

今の状態のドックでは、無駄な検査をし、無駄に生活をコントロールされ、かえって生活の質を落としているという人が時々見受けられる。良い医療というのは、からだが悪いのに、ここまではやってもいいですよと指導するものであって、ただ病気のレッテルをはられるのでは、患者はたまらない。

私は、十年ほど前から、長野県の中野市で地元の婦人会などと協力して住民ぐるみの健康増進運動をしているが、脳卒中による死亡率などは半減するほどの成果を生んでいる。こうした方法が将来の人間ドックにつけ加えられるべきで、これは細かな生活スタイルまたは生活習慣の指導ということになる。

今や医学に行動科学を取り入れ、狭い医学から幅広い健康科学に転換すべき時機にきていると思う。もし、人間が若くして生活習慣に気をつけ、食物、嗜好品の選択を正しくすれば、動脈硬化や他の病気がしのびよる年齢を先にずらすことができ、老化の始まりを遅くし、そのことが健康な長寿に結びつくのである。

老人の正常値　老人の健康評価にはゲタをはかせて

人間ドックのメリットは血糖値やコレステロール、血圧などの異常の早期発見だが、データがどれ以上なら異常かという判断の基準になっているのは、現在は二十歳の健康者の平均で、それを尺度として六十、七十、八十歳のそれぞれの人の結果を読んでいるところに大きな問題がある。そのため、人間ドックで検査を受けた老人はみんな病人になってしまう。高齢者の正常値は、言ってみれば、まあこれでもすむという認容値であってよく、多少血圧が高くても日常生活がきちっとできれば我慢しようという数値でよいのである。

例えば、若い人の正常血圧は一四〇ミリ以下であるけれども、老人の場合は最低血圧が九〇ミリを超えない限り、一六〇ミリの最高血圧はいっこうに差し支えない。私は一七〇ミリを超えないと老人には降圧剤を使わない。老人は朝・昼・晩で血圧が変動するから、下がり過ぎてはかえってよくないことがある。そのため、老人では、まず二十四時間の変動値をみること、そのうえで降圧剤を処方するのが無難である。これは自宅血圧を家庭で測ってもらうか、二十四時間モニター自動血圧計で血圧を調べればよい。

六十五歳、七十歳の人のヘモグロビン（貧血を判定するときに調べる）が一一・五g（一dl中）だった時、それをどう読むか。若い男性では一三g、女性は一二g以上が正常といわれているが、六十五歳や七十歳の人がヘモグロビンの数値が少し低いからといって鉄剤を飲まなければならないのだろうか。私は老人は一一g、女性の場合は一〇gでもよいのではないかと思う。老人の萎縮ぎみの臓器では所要酸素量は若干少ない。治療する医師というのは、ややもすると数で満足してしまう。その人が一〇〇mを十五秒で走るためには多くの酸素が必要だが、老人の運動は若い人に比べたら三分の一、四分の一に落ちている。ましてや急いで走ったり、山に登ったりしないのだからヘモグロビンはそんなになくても大丈夫だ。日常生活は無難に過ごされよう。

血沈の正常値は一〇㎜以下、しかし老人では二〇でも、三〇でもあまり異常と読まなくてもよいことが多い。もともと高めの人がよくある。

血糖値は一〇〇㎎以下といわれるが、一一〇でもよい。老人は、年齢とともに血糖の処理能力が下がる。老人は、若い時ほど食事を量多く、カロリーを多くとることがないので、一〇〇gの糖負荷試験はやせた老人などには負担が多すぎる。そのため、だれでも年をとるとともに、糖負荷後の血糖値は上がる。それは必ずしも糖尿病とはいえない。他の臓器同様、糖の処理能力が下がったことによるものである。それを現在の糖尿病の判定基準でやると、高齢者はみんな糖尿病になり、糖分を控えなさいということになる。自分の老後は食べることしか楽しみがないという人のせっかくの楽しみまで奪ってしまうことは老人に気の毒である。

尿の比重も、一・〇二五以上であれば、腎臓は普通だといわれるが、老人は一・〇二〇という値であれば、それ以上を望む必要はない。血中の尿素窒素も老人の場合は二五mg（若い人は二〇mg以上）でもいっこうに差し支えないし、普通食を食べてもよい。

こういうように年齢に応じて、判定基準は変えて読まなければならないと私は思う。二十歳、三十歳では一〇〇点であっても、四十から五十歳は八〇点、六十から六十九歳までは五〇点、八十歳の場合には五〇点を少しくらい割っても問題はない。

臓器の働きが若い人の理想値の半分、五〇点あれば老人らしい健やかな生活ができる。したがって老人に対しては、学生の試験の時と同じようにゲタをはかせる。普通に採点すると半分は落第してしまう。だから、一〇点ずつとか、一五点ずつゲタをはかせるように、四〇、五〇はゲタをはかせれば、ちゃんと一〇〇点になる。こうした操作を私たちは老人に対してやらなければならない。これが、正常値に対しての認容値という考え方である。

老人医療の行方　患者とコンピューターの間で

人間ドックが昭和二十九年に日本で始められた時には、コレステロールの測定法がまだ決まっていなかったので、コレステロールはドックの項目にはなかった。肝機能も当時はウロビリノーゲンとか、あるいはBSPテストというようなものがあっただけで、今のGOT、GPT、γ—GTPのようなものはもちろんなかった。昭和二十九年にドックを始めてから今日まで、その検査内容の精密度や種類は非常に発達したと思う。

検査という点から見ると、今日の日本は、ハードの面では非常に進歩して世界の最高レベルにある。各施設で相当精密な検査ができる。CTスキャンまでできる。大学や公の施設でなくても、開業医が個人の資金でCTスキャンをもつことさえできるようになってきた。日本人の人口はアメリカの人口の二分の一であるのに、日本はアメリカとほぼ同じ数のCTスキャンをもっているし、人口密度にすると、日本はイギリスの十倍以上もCTスキャンをもっていることになる。五年前にロンドンに行った時は、ロンドンの二つの医科大学が一台のCTスキャンをトレーラーにのせて、月水金、火木土と、二つの大学の間に移動して交互に使っているという実状を見た。

アメリカでは、そういう高価な器械を買う場合には、地区の委員会があって、人口の割合でそれを使用する患者の数を決めている。新しく設置しなくても、その地域内にある他の施設のCTスキャンを利用すべきではないかという監査システムがある。そのため、日本の人口密度にすると、アメリカではそのCTスキャンの数は日本の半分しかないというのが現状である。

今、日本は、資金さえあれば何でも買えるという方向に進んで行き、個人経営の診療所でもかなりの検査機器を備えている所が多くみられる。日本は今後、検査一点ばりでいこうとするのか。経営者側は来診者が老人でも若者でも、どんどん検査して稼ぐといった方向に行ってもよいのかどうかの反省点に私たちは立っている。アメリカの開業医はオフィスだけもっていて、たいていの大がかりな検査は大きい施設に頼んで専門家の意見を聞く。そのように簡易な診療所では、ゆっくり患者の訴えを聞き、詳しく診察するといったアメリカ式の患者への対応は、今の日本の医師のやり方とは反対である。しかし日本では、医療提供側は健康保険からの収入を大きく期待するには検査を多くするということが早道だと考えられている。今後どのように日本の病院や診療所が武装するのか、またはどのように簡略化するのかの岐路に立っている。これは私たちが選択をするわけで、どちらへ進むことが地域医療のためにはよいかということを住民も考えなくてはならない。将来、医療費の節約のことを考えると、このことが非常に大事な問題だということになってくる。老人にはとくに過剰な検査やストレスを与える検査は最小限度にしたいものである。

やがて、コンピューターのプログラムがもっと開発されると、内科医はあまり考えないでも診断が示されるような時代がすぐそこまで来ているように思う。コンピューターにデータをインプットさえすれば何パーセントの可能性において、膵臓のガンであり、何パーセントが慢性膵炎である、というような答えが簡単に、しかも瞬時に出てくるような時代になりつつあるわけだが、そうなると医師は、そのコンピューターに入れるデータの特定の患者と、コンピューターというハードシステムの間のインターフェイス＝中間体に位置することになる。つまり、医師は、患者のデータをコンピューターに入れるための媒介者になると同時に、そのコンピューターからの答えを患者や家族に伝えるという橋渡しをする役を演じることになると思う。外科医には手術の技術があるが、診断や生活指導の役が主である内科医は、将来そういうふうになっていくのではないかと私は予測している。

人生の苦しみ 生・老・病・死を超える出会い

ＷＨＯ発表の「九三年世界保健統計年鑑」によると、日本人の平均寿命は男性で七六・三歳、女性で八三・〇歳と世界一の長寿国になった。

旧約聖書の詩篇の祈りの言葉に「われらのすべての日は、あなたの怒りによって過ぎ去り、われらの年の尽きるのは、ひと息のようです」（詩篇第九〇篇九節）とある。いかに人間のいのちが延ばされたとしても、まさに人生はひと息なのである。

言葉が生まれて間もない紀元前の時代にこうした詩が詠われ、それを今日、私たちが読むことができることは、すばらしいことである。

科学は長足の進歩を遂げたが、私たちの心の問題の方は、紀元前と現在を比べてもあまり変わりばえしないようである。

ある人が富んでいるとか、社会的地位が高いとか、才能があるとかいったことは、小さな問題であって、最も大きな問題、それはつまり、「生と死」をどう考えるかということである。人は裸で生まれ裸で死ぬ。地位や名誉がある人でもない人でも、死はだれもが等しく最後に経験する運命である。ある人は短く、また長い人生を経験するが、その生涯を見ると、喜びや快楽よりも、むしろ苦しみや悲しみのほうが多いことが先の詩篇にも詠われている。

人生のなかで最大の苦しみは何かといえば、これは人間の四大苦という、仏教の言葉で表現されるものである。その第一は生まれる苦しみ、第二は年をとっていく苦しみ、第三は病む苦しみ、そして最後に死ぬ苦しみである。この生、老、病、死という四つは人生の最大苦として、世界のすべての人が受けなくてはならない人間の運命といえよう。

こうしたなかから、私たちは喜びを見出そうとする。辛いときに、喜びや希望を見出そうとすることは、生きるために非常に大切なことである。しかし、自分だけの喜びや希望を、自己の外の世界に求めようとしても、幸福の青い鳥に出会うことはできない。

さて、人が、これからの残された人生にどう取り組むかを学ぶためにはどうしたらよいかと尋ねられれば、私はこう言いたい。私たちの先輩、友人、兄弟などがどのように生き、そして死んでいったかを学ぶと同時に、心の窓を開け、悲しみや苦しみ、喜びをもった人と会話し、その人たちに交わることによってあなたが未だ経験していない未知なるものに出会えれば、先にくる大きな試練に耐える知恵がそこから与えられるかもしれない。

人生を七十年とすると、その間に経過する人々との出会いは多い。日々の暮らしのなかで、電車に乗る、バスに乗る、多くの人が行き交う街を歩く時には、数多い人に出会う。だが、七十年の生涯の中で私たちが人生の生き方を学ぶような人との出会いというものは非常に少ないのである。もしも、私たちが、現在そのような出会いの人を周辺にもたないとしても、あなたは過去に生きた人の中に、すばらしい出会いを求めることができる。

人の言葉や歴史を通して、私たちが良き人に出会う機会はすべての人に与えられている。苦しい時、辛い時に会いたい友が本当の友であり、読みたい書が本当の書である。旧約聖書の『ヨブ記』もその一つである。ヨブの他に、これ以上の苦しみや試練を受けた人は考えられないほどの長年の苦難にヨブはよく耐えた。

二年前に手術のため輸血を受けられたが、受けた血液が運悪く、感染を知らなかったエイズ患者の献血の血であったためにエイズにかかったという婦人と最近お話しする機会を得た。

私は現代のヨブに出会ったかのような感をもった。このような人との出会いは、出会った人の一生を大きく変えるほどのものだとしみじみ思ったものだ。

人生の悦び

患者の側に立った終末医学の確立を

今日の延命医学のなかで何が特記されるかというと、それは終末医療が研究され、実践されるようになってきたということである。終末医療への配慮は、英国では一九〇〇年頃からその兆しが見られ、一九六七年に最初のホスピスとして聖クリストファーズ・ホスピスがロンドン郊外に造られた。それ以来、ガンの末期で、もう処置がない患者に、どのようなケアを与えて、苦しませないで、しかも心安らかに最期を迎えさせられるかということが西欧では考えられるようになってきた。

単なる延命ではなしに、残された何週間、何日間かをその人のいのちを大切にしながら、いかに痛みを和らげ、できるだけ良い環境の中で、避けることのできない死を、静かに迎えさせてあげられるかということが一部の医師によって研究され、そのような手だてが試みられるようになったのである。ただの延命でなく、限られた日のいのちを豊かに、クオリティ・オブ・ライフ（生命の質）を大切にしようという動きである。入院患者が最後を隔離された集中治療室や重症特別室で過ごすのではなく、在宅のような環境で、家族に見守られ、患者に愛するペットがあればそれを抱かせてあげながら、この世を去っていけるような施設としてのホスピスが、英米、カナダでは数多く造られてきたのである。そして、痛みを和らげてあげるためには、モルヒネをどう使うべきかという、モルヒネに関する薬理学的な研究もホスピスで働く医師の間で研究されてきた。日本でのモルヒネの使い方と、英米の使い方はあまりに違う。

日本では、多くの患者が苦しんで死んでいるではないか。患者は耐えながら死んでいるではないか。苦しみにただ耐えるということで人生が終わる、そのような人生でいいのかどうかということを医師はもっと真剣に考えなくてはならない。

医師の仕事は、避けられない死に対しては、無駄な検査や無駄な処置を行わず、患者をできるだけ安らかにさせ、そして最後には「ありがとう。本当に世話になった」と心からの感謝の言葉が死にゆく人の口から出るような状況で患者に死を迎えさせることではあるまいか。そこに人間として最高のいのちの具現があるのではないかと私は思う。それこそ悦びの極みであろう。

だが、実際には、大学病院、その他の大病院では、患者の鼻や口から気管のなかにチューブが入れられているから、ひと言、最後の別れをすることもできない状態で死んでいく人が多い。そのような患者を回診する医長や教授は、「オレの場合にはこういうことはやめてくれ」と言いながらも、患者には無用な処置や検査をしていることが多い。

日本の医学は進んでいるというが、患者の側から見ると、実に欠陥が多い。終末医療の中でいちばんの対象となるのは老人である。老人は安らかに死ねるとプラトンが言っている。その老人の特権を、現代医学は老人に還さなければならない。悲惨な終末医療を、最後を飾る有終の医療としたいものである。

入院中の病室における患者の最後の苦しみと最後の処置、これは人生における最悪の状態である。その人の人生が、帰らない人生であることは、医学的にもわかりきっている。にもかかわらず、なぜ、その最後のいのちを無情なものにするのか、ということを考えると、日本の医師はもっと終末医学を真面目に勉強しなければならないと思う。と同時に、人間という生き物は、すべて死ぬということを予測できる生物であるからには、若い時から、必然的にくる死にどう対応すべきかという死の学問〔死学または死生学、原語は、サナトロジー（Thanatology）〕の学習をもっとしなくてはならないと思う。

アメリカでは、一九六三年に、ミネソタ大学の社会学部にサナトロジーの講座ができたが、日本では大学がたくさんあるのに、死に対する本格的な研究体制が作られていないのが現状である。「死」の学習は、医療職と一般人とが、一緒になってすべきものと思う。

死を看取る

もの言えず死んでいくことの淋しさ

私が初めて死というものに出会ったのは、まだ六歳の頃だったと記憶している。

私の父は神戸の教会の牧師をしていて、私たち家族は山本通りという、諏訪山の麓《ふもと》に近いところに住んでいた。私は六人兄弟姉妹の第三子であった。

長年私たち一家と住んでいた八十歳の祖母が、私の母の看病で、私の家で亡くなった。水さしから注がれる一口の水を一日何回か飲んでいたが、そのうちにそのまま眠りから醒めずに静かに息を引き取った。一家八人がおばあちゃんを取り囲んで、父がお祈りをして見送った。しわの深い笑顔が、その後ずっと私の脳裡にやきついている。

おばあちゃんが死ぬ時、人間は年をとればこうして静かに死ぬものだということを、私は子供ながらに感じとっていた。おばあちゃんは、不思議に何の痛みや苦しみも訴えなかった。おばあちゃんの最期を看取ったのは、家庭医の安永謙逸先生で、先生はまた、病身の母の家庭医でもあった。

安永先生は小児科医だったが、大人も診れるんだなと、当時は妙に思ったものだ。小児科を中心としながら、家族全体の家庭医として、自分の能力の範囲内で診療する医師であった安永先生は、今日の言葉ではプライマリ・ケアのできる医師といえよう。

以前、プラトンの『ティマイオス』の中で「老人のメリットは、苦しまずに死ぬことだ」という意味の文を読んだが、その時、私は真っ先におばあちゃんの死を思い出した。末期《まつご》の水をゴクリと飲んだ。母が、水さしからおばあちゃんの口の中に入れたが、ほんのわずかの水が、ゴクリという音をたててのどもとを通るまでのいくらかの時間を、側にいた子供たちは緊張して見守っていたことさえ覚えている。当時は、今過剰に行われている点滴持続注射も、また、一回の静脈注射もなかった。大正五年の頃である。

私が尊敬しているウィリアム・オスラー教授は、一九〇〇年から一九〇四年にかけてジョンズ・ホプキンズ大学病院の内科病棟で、臨死の患者がどんな苦しみや、おそれ、不安で最期を迎えるかについて、約五〇〇例の調査を看護婦とともに行った。オスラー教授によると、死んだ患者の一八%は苦しんで最期を迎えたが、八二%は、苦しみもなく平静に死んだという。このことは『科学と不滅』(一九〇四年)の中に報告されている。

今日病院に入院している患者、その患者が若くても、老いていても、臨死状態となると、胃や気管や尿道に管が差し込まれ、両手や足の静脈内へ点滴持続注射がなされ、最後には呼吸調整器で自動的に呼吸が保たれ、患者は酸素を吸わせられる。患者は、気管内に管が入っているため、臨終の際に一語も、発語できない。

病状が急変すると、長く連れ添った妻まで廊下に出され、医師や看護婦、それに技師など、大勢の人たちが蘇生術を行う。やがて、すべての救命処置も効果がなく、心臓拍動が全く停止すると、器械や管がからだから外され、家族は病室に呼びこまれ、主治医から「ご臨終です」と告げられる。こうした状況をみるにつけ、人間の最期は、孤独で、はかなく、人生のなかで一番の不幸な時が、最後にくるという感じを強くするのである。ひと言も、ものが言えずに死ぬことは、何と淋しく、切ないことであろうか。

有終の美という言葉がある。何ごとでも、その経過はうまく行かず、苦しいことやいやなことがいっぱいあっても、最後を立派にという願いをこめた言葉である。

病院における終末医療のイメージは実にミゼラブルである。今の時代、終末医療を有終の医療にすることはできないのか。古き時代に、老人はもちろん、多くの病人はそれほど苦しまないで静かに死んでいったのに。

いのちのうつろい　生と死の狭間で精一杯生きる

人間が成長し、青春期を迎えると、そこで愛するということと同時に悩むということが始まる。やがて結婚して子供ができる。そして家庭の苦しみが生まれたり、仕事の重圧に悩んだりする。人間は七十年の寿命を勝ち取ったが、健やかで気の晴れ晴れする人生は短い。そうした苦しみのなかで、病気こそは最も大きな人間の苦しみである。しかし、病や老いの後にくる死こそは最大苦ということができる。

「死ぬような苦しみ」という言葉がある。

私は内科医として六十年近い臨床経験のなかで、多くの人の生涯が終わる臨終に何度となく立ち会ってきたが、死の前に、死の恐れや苦しみをできるだけ和らげ、心の安らぎの中に人が死ぬことができるような医学を今後もっと研究しなければならないと思う。

さて、私たちのいのちは、いつピリオドを打つものかということはなかなか予測できない。私が、あなたのご主人のいのちは、お子さんのいのちはあと何カ月、何週間と患者さんの家族の方に勇敢に言えたのは、医師としての経験の少ない若かったときだけである。

一方、私が何人かの患者さんの臨終に立ち会って思うことは、患者さんや老人自身が自分はいつ死ぬかを予測することは、医師が患者の死期を予測する以上に難しいということである。多くの場合、死は人間の予測をはるかに先駆けてやってきて、いろいろな不都合なことが起こる。

私たちはいつも手遅れになってしまう。病気の発見や治療の手遅れが多いように、自分の生き方においても、手遅れになりがちなのだ。こう考えると、私たちはいつも用意をしていなければならない。その場合、私たちの視線がどこに向かい、私たちの考え方の足場がどこに立っているのかを考えることなしには、いつくるかわからない病気や死に対して備えることはできないと思う。

人間のからだは土の器だと前にも述べたが、科学や医学は進歩しても、土でできた器である私たちのからだは、まだ大丈夫だ、まだまだもつと思っている。今は元気だと思っていても、人のいのちは、いつはかなく消えるかも知れない。

肉体という器の中に私たちは心を入れている。何が、人間を人間たらしめるかは、その宿命的な土の器そのものではなしに、その器の中に何が入っているかによって決まる。その場合、その中に何を入れるかは私たち一人一人の選択によるのである。

私たちは人生の曲がり角で、とかく消極的な意味での選択や生き方をしていることが多い。人間は結局は死んでいくのである。死という最後の受け身の選択は、だれもが避けることはできないのである。その中でできる積極的な選択とは一体何であろうか。

ドイツの哲学者、M・ハイデッガー（一八八九―一九七六）は不安と死の中から人間の存在をどう考えるかというテーマを一生の命題として取り組み、「死は、自分がもしかしたら、『生きること』ができるかもしれない最終的な可能性である」という意味の言葉を述べている。この言葉は、死ぬということは、その人がどのように生きるかということを示す最後の可能性の時を与えるということを示してくれるのである。

私たちが死ぬ時、その死の前には、多くの場合に何らかの病気がある。人間の生きる最後の可能性の中で、死の前に病むことがあるということは、意味深い。病気によって目が開ける。病気が私たちを外の世界から内なる世界に連れ戻す。最後には死は私たちを「永遠のうちなる我」に連れ込むのかも知れない。その我と絶対者とが合一するのが宗教、信仰というものではなかろうか。

エピローグ ——あとがきにかえて——

今の時代、家庭内で使ういろいろの器は、落としても壊れないものであることが多い。長もちをするから、子供の小さな手で持っていても危なげがない。

清涼飲料水や牛乳の入った器は、紙でできているものが多くなってきた。中に入れられた飲み物は、紙が朽ちる前に期限のうちに処分してしまわなければならないものだから、壊れる紙の器でも、当分は用をなす。

私たちの子供のころは、ステンレスやプラスチックやディスポーザブルの器はなく、たいていの容れ物は土でできた陶器や磁器の容れ物であった。小さな手に持った大切な器を落として当惑したり、叱られたことを思い出す。

私たちの今のからだは、ステンレスでもプラスチックでもなく、朽ちる土の器である。その中に何を盛るかが、私たちの一生の課題である。

若い時から、一生をかけて盛る、土でできたいのちの器を、いのちゆえに器も大切にしたいと思う。

この本の中で、第一部に当る「いのちの四季」は、昭和六十三年、一年にわたって中日新聞（東京新聞）に連載したものに加筆したものである。第二部の「医と老いと死をめぐって」のうち最初の五篇は、平成元年に、雑誌「歯界展望」に連載したものに手を加えて転載した。

さて、本書の出版には、主婦の友社の長岡春夫氏、オリジン社の笠伊次郎氏、千文社の鈴木治郎氏のご協力を戴いたことを感謝したい。

また、中日新聞社編集委員の北村迪夫氏、取材や原稿清書などに、佐藤玖子さん、岸野めぐみさんのご援助を受けた。ともに感謝したい。

一九八九年初秋

著者

文庫化にあたって

先に私が『いのちの器―人生を自分らしく生きる―』と題して主婦の友社から一九八九年に出版したエッセイ集が、今般ＰＨＰ研究所の好意で文庫として店頭にお目見えすることになった。

ここ数年は、バブル経済の崩壊とともに世の中の機構に大変化が起こったが、私がこのエッセイ集でとり上げた内容は五年余りを経過しているが、内容的には依然今日とり上げつづけなければならない素材に満ちていると思う。

ただ、文中の統計の数値には今日の本として訂正すべきものがあるので、これらの数値はこの文庫版では最新のものと入れ替えた。

この数年の間に起こった医療界での大きい変化は、患者に真実を告げるということ、つまり英語でインフォームド・コンセントと表現されているものである。それとともに生命倫理が真剣にとり上げられ、またホスピス運動も日本でさらに展開されてきた。その他尊厳死の問題が広く論じられるようになり、一般人の心をゆさぶっていることも特記すべきことであろう。

これらはすべて、人間を人間として見るというごく当然の視点を取り戻したということなのである。つまりソクラテスがいった「人間がよく生きるため」の到達への道すじなのである。

だが結論として私は、人間は所詮「土の器」だという認識をこの文庫で広く呼びかけたいと思っている。

本書の中のテーマが、日本の各層の人々の間で論じられることを希望してやまない。

一九九四年初夏

著者

この作品は一九八九年十月に主婦の友社より『いのちの器
——人生を自分らしく生きる——』として刊行され、一九九四
年八月にＰＨＰ研究所より文庫化されたものの新装版である。

著者紹介
日野原重明（ひのはら　しげあき）
1911年山口市生まれ。37年、京都帝国大学医学部を卒業し、41年、聖路加国際病院に内科医として赴任。73年、ライフ・プランニング・センターを設立し、予防医学、終末医療の普及推進などに貢献。74年、聖路加看護大学学長、92年、聖路加国際病院院長に就任。長年の功績が認められ、99年、文化功労者。2005年、文化勲章受章。学校法人聖路加国際大学名誉理事長、聖路加国際病院名誉院長、一般財団法人ライフ・プランニング・センター理事長も務めた。2017年7月、死去。
著書に『生きかた上手』『僕は頑固な子どもだった』（以上、ハルメク）、『老いを創める』（朝日新聞出版）、『100歳の金言』（ダイヤモンド社）、『今日すべきことを精一杯！』（ポプラ社）、『いくつになっても、今日がいちばん新しい日』（ＰＨＰ研究所）など多数。

ＰＨＰ文庫　いのちの器＜新装版＞
医と老いと死をめぐって

2002年７月15日　第１版第１刷
2017年９月８日　第１版第15刷

著　者　日野原重明
発行者　後藤淳一
発行所　株式会社ＰＨＰ研究所
東京本部　〒135-8137 江東区豊洲5-6-52
文庫出版部 ☎03-3520-9617（編集）
普及一部 ☎03-3520-9630（販売）
京都本部　〒601-8411 京都市南区西九条北ノ内町11
PHP INTERFACE　http://www.php.co.jp/
組　版　朝日メディアインターナショナル株式会社
印刷所
製本所　図書印刷株式会社

ISBN4-569-57775-X

PHPの本

いくつになっても、今日がいちばん新しい日

日野原重明 著

105歳の日野原重明先生が教える〝上手な老いかた〟とは？　歳を重ねるごとに心もからだも輝かせる秘訣を紹介。好評書の新装復刊。

【B6判変型】　定価　本体一、一〇〇円（税別）